U0015115

你的姿勢很有事

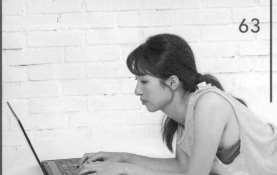

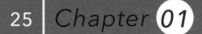

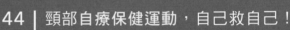

3

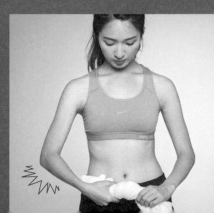

大家都推薦 SunGüts

他指出一條正確的路，
是最好的專業典範。

張治療師是一位年輕、有理想的優秀治療師，曾經在台中榮民總醫院復健科任職。幾年來他致力於物理治療衛教推廣，製作了許多膾炙人口的動畫影片。將醫學專業的觀點，以非常淺顯易懂的影片、圖片或是解說文字，以非常有趣的方式呈現，普獲好評。對於健康知識的傳遞與推廣，是非常具有價值與貢獻。

張治療師喜歡臨床治療患者，幫助有問題的患者，幫助病患解除病痛，恢復健康。臨床經驗的累積與分享，對於一般民眾肌肉骨骼系統的保健，是非常珍貴的資產。今天，張治療師願意貢獻所學，紀錄臨床病例故事的點點滴滴，讓這些以病痛經驗累積的故事，提醒大家愛惜身體，尊重身體。提醒大家要如何正確保養身體？指出一條正確的路，不要道聽塗說，病急亂投醫，反而讓身體問題未獲得良好治療，延誤病情。

物理治療師的價值，就是找出病患真正的問題，再依據問題擬定正確、完整的治療計畫。物理治療師的手就是一雙具有檢查及評估診斷的手，也是一雙充滿專業熱情、溫暖又厚實、協助病患恢復健康的雙手。

今天，更難能可貴的是他願意將這些專業知識，分享普羅大眾。對健康促進與疾病的預防，是最好的專業典範。

『預防』是最好的治療，希望這本書的問世，提供大家正確的預防保健知識，提升生活品質。

吳定中

人一物理治療所 院長
前台中榮民總醫院復健科副主任
中國醫藥大學物理治療學系兼任副教授

推薦2　慶幸有SunGuts，讓我從幾乎崩潰到回復正常，只花了一個多月！

原本以為我還年輕，肩頸之類的毛病都跟我還不會有任何交集，但是在那天之後我才發現自己錯的徹底。

一開始大約是在2015年的12月左右，剛開始以為自己只是普通的落枕而不以為意，但是隨著時間一天一天的過去，肩膀的疼痛不減反增，甚至到了會時常手麻的程度。

這時我才很慌張地去診所就診，結果診所裡的醫師不以為意的說這只是個小病，看沒幾分鐘就讓我去拉脖子電療。然而幾次治療下來卻不見甚麼改善，手只有越來越麻的份，這時才開始驚覺事情好像不太妙，想要積極尋求解決辦法。

慶幸的是，SunGuts是我到現在還有聯絡的老同學，而且剛好他也是這方面的專家，他告訴我原來手會麻就已經算是滿嚴重的症狀了，拖太久會使得肌肉萎縮，甚至是要開刀的。

而在去找他之前的那段期間真的是非常的痛苦，醒著會感受到肩膀的痛楚，要睡也會痛得很難入睡，白天又要上班，整個人的身心都逐漸要崩潰的感覺。

但隨著定期找SunGuts做治療，一次次的明顯感受到身體得到舒緩與進步，最終只花了一個多月的期間就逐漸恢復到正常。

雖然之後又再小復發了一次，但靠著SunGuts教的一些觀念，改變自己的姿勢與生活習慣，很快地就控制住症狀。現在我除了能夠正常的活動之外，也有了一些正確的觀念來保護自己，真的很謝謝SunGuts的幫忙！

周彥廷
機械工程師

這是一本非常值得推薦的好書！
把艱深醫學變有趣，更能幫助病患。

身為一個物理治療師，在臨床上最常被患者問到：「我為什麼會這樣？這能不能好？我還可以做些什麼？」患者總是用焦慮且擔憂的眼神和語氣問我；而這也促使我常在心裡問自己：「我還可以怎麼幫助你？」

其實，物理治療是一個很專業又很廣大的領域，但因為它艱深又不易了解，所以導致許多民眾會有很多迷思。因此，當本書作者SunGuts在和我提及要撰寫本書時，我就深感這將會是一本好書！

我是在台中榮總實習時認識本書的作者，那時他就對物理治療這個領域有著許多的想法，希望能夠推廣我們這個領域的專業給一般民眾，讓大家除了認識物理治療師在這當中所扮演的角色，也能對自己的狀況快速的了解並做出適當的處理。

因此，從成立臉書粉絲團「三個字Sun Guts」到開始製作一系列的衛教影片及文章，受到了廣大的接受和迴響後，也下定決心將自己所學的專業和經驗心得，以一本「書」的形式分享給大家並教育民眾。

當拜讀完此書後，我認為非常值得推薦的理由有幾個：首先，它以常見的疾病種類作為章節去介紹，把艱深的專業以平易淺白的方式描述，再加上簡單明瞭的圖示做搭配，並且透過和讀者生活上息息相關的例子，和臨床上實際最常碰到的狀況，以淺顯易懂的比喻和輕鬆有趣的方式，讓讀者們更容易了解自己的狀況。

再來，書中糾正患者對疾病上的錯誤觀念，並正確地教導從疾病成因症狀、測試、預防、衛教運動及臨床上實用的處理準則。讀起來輕鬆易懂又不會煩悶無聊，很適合給一般民眾閱讀。這些都是本書的特色，也是當初作者撰寫此書的主要用意。

我們藉由不斷的學習增進自己的專業能力，去幫助患者讓其可以獲得更好的治療。能為此書撰寫推薦文，身為朋友一起在同一個領域追尋夢想的我，覺得與有榮焉。如今這本書的出版，希望讀者在閱讀此書的同時能體會作者的用心；也期望能造福更多病患。

張嘉玲
物理治療師

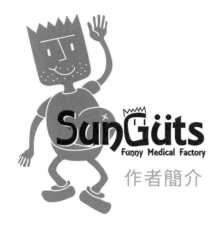

SunGüts
Funny Medical Factory
作者簡介

網友封為「YouTube界最直白有梗的治療專家」，畢業於陽明大學的物理治療暨輔助科技學系，並於畢業後2個月就取得物理治療師的證照，在治療師證照錄取率只有10%左右的時代，這樣的開始算是非常順利。

在陽明大學這種頂尖的醫科學校中，他每次面對生澀堅硬又難以消化的教科書，就覺得腦袋打結、領悟力大幅下降、智商歸零！因此在最初的考試上屢屢吃虧，但他又非常厭惡用死背的方式來應付他所熱愛的學科，於是決定多花好幾倍的時間努力把教科書裡一堆病因、理論，不厭其煩地反覆「**解碼**」，硬是把那些複雜又有如天書般的醫學原理轉化成生活上的比喻和驗證，以病患同理心的方式汲取知識，才開始真正理解、融會貫通，並以超越大部分人的速度考取執照。

也因此，在成為一位專業的物理治療師之後，他不忘以貼近病患的角度，將枯燥又難懂的病理知識，想辦法轉化成病患都聽得懂的生活小比喻，來幫助他們理解、引起他們的興趣。因為他希望在教導病人觀念時，講出來的一定是經過自己「解碼」的內容，而不是賣弄滿口專業術語，讓患者對自己的病痛始終一知半解、一頭霧水，連帶影響病患回家後的自助處理效果，也不會因為不理解而越弄越糟。

雖然物理治療跟我們的生活息息相關，例如：**運動、打電腦、廚師翻炒鍋子、讀書寫字，甚至是減肥**……大大小小的事情都有關，但它始終還是一個非常鮮為人知的專業，民眾常把物理治療師誤解成中醫師、推拿師、甚至

是國術館的師傅，因此在2015年時，他開始在YouTube上發布一系列以物理治療為主題的影片，希望透過有趣的口白與實用的內容，來推廣物理治療和居家自救保健，他曾說：「要是大家都了解這些生活小小的壞習慣所帶來的危險後果，那病患就不會這麼多了。」

很幸運地，第1支影片「魯蛇都有的厚實硬肩膀」一推出就獲得了巨大的成功，沒想到健康推廣這種不討喜的影片，竟在**第1個月就突破百萬點閱率**，其後多支影片也都有7、80萬人次點閱，不論是在台灣、香港、馬來西亞、加拿大、美國、新加坡，都有觀眾留言感謝。**短短2年的時間，他的影片總點閱數已經超過700多萬人次**，創下衛教類影片最高紀錄，影片頻道訂閱人數也突破9萬人。

影片推出之後陸續被蘋果日報、壹週刊、東森新聞、三立新聞、YAHOO奇摩新聞、華人健康網、商業周刊良醫健康網、自由時報電子網、聯合新聞網、中時電子網、The News Lens 關鍵評論網、世界新聞網、理財寶網站、ETTODAY東森新聞雲、ETNEWS新聞雲、巴哈姆特、批踢踢、熱新聞……等眾多媒體和網站平台分享報導，2016年更獲得新北市政府邀請，合作「新北動健康專案」，針對無法出門的族群製作一系列影片，教導民眾在家也能自主運動的方法、促進國民健康。

粉絲團：三個字 SunGuts
https://www.facebook.com/SunGuts/?ref=bookmarks
YouTube 頻道：三個字 SunGuts
https://www.youtube.com/channel/UCTPPmVw8pCUmw9tfY_MaKNg

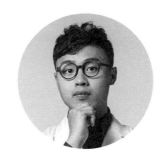

自序

哈囉，大家好！我是三個字SunGuts。

這是我每部影片前面都會有的固定開場白，你們可能還不認識我，但是也許身邊已有不少親友看過我的影片。

其實拍影片推廣物理治療和生活健康知識，一直以來都不是我人生的計畫之一，我立志要當一位很專業的物理治療師，希望每位患者經過我的巧妙徒手治療後，都能迅速恢復健康，並且久久不再復發、不再為病痛所苦。

然而，在我的從業生涯中，同一個疾病的相同問題，一直被不同的病人問了不下數十次之多，雖然大家都喜歡我生動有趣的解說，但是要向每一個人都解釋清楚，至少也要花上5~10分鐘的時間，這實在是太耗時又太消磨心智了。因此某天心血來潮，我決定把平時向患者講解的內容直接製作成一部簡短又有趣的影片，以後只要又有新病患來問我時，我就把影片先播給他們看一次，再補充一些內容就行了，這樣他們不但會非常清楚，而我也可以省力許多，算是個聰明的偷懶方法。

沒想到第一部影片放到網路上後，就馬上獲得觀眾的廣大迴響，那支影片至今已經突破150萬人次的點閱，還引來許多媒體的引用和介紹，從沒想過這種講疾病的衛教影片，也能吸引到這麼多人觀看，連一些阿公阿嬤都跑來看，還會跟我分享，讓我十分意外。

至於很多人問：為什麼要叫「三個字SunGuts」？其實也沒什麼了不起的原因，當初在為頻道設立名字時，想來想去都沒有好點子，這時看到XX龍捲風裡的名嘴正在討論為什麼當時謝金燕會爆紅？其中一位名嘴說道，她會爆紅其實是因為她的歌都取三個字，像是練舞功、嗶嗶嗶、一級棒……都是三個字，非常好記所以才紅的。

　　雖然當下覺得這個理論根本就是胡說八道，不過還是打定主意乾脆我也來取一個三個字的名字好了，但是後來怎麼想都想不出來，心想不然直接叫「三個字」算了！懶得想了，這樣還更好記，然後再取一個同音的英文名字SunGuts，就這樣，沒什麼玄機的「三個字SunGuts」就此誕生啦。

　　而為了讓觀眾能夠好消化，因此我每次推出影片都限定在3~5分鐘內結束，這樣大家才不會不耐煩，然而這卻是一個大挑戰，因為如此短的時間內能講的內容實在有限，而每位患者所遇到的問題也都不盡相同，即使是同病症也有各種不同的狀況，造成短片中許多該講的、想講的都沒有被講到，也講不完，因此我決定把物理治療的專業內容，以及臨床上碰到的經驗，透過比較有趣簡單的文筆，直接寫成一本書，讓大家去查閱自己病痛到底是什麼問題？嚴不嚴重？如何在家自救保健？讓每個人都能更有概念的處理好自己或至親的疾病，這就是你正在看的這本書囉，請多多指教。

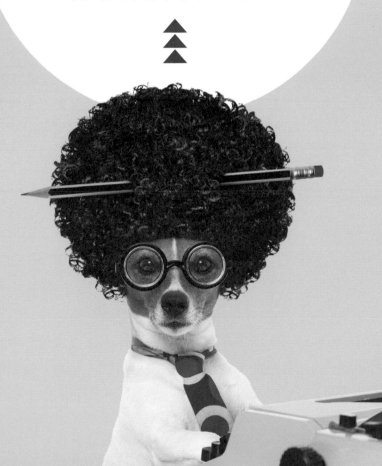

小心！

比 7-11 還常見的
姿勢病
正在吃掉
你的財富和人生！

看不見的惡姿勢，
害90%的人天天痠痛麻纏身！

從事物理治療師多年來，發現台灣幾乎每個人天天都在和身上一堆**痠痛麻**奮戰著！這些從頭到腳都很常見的病痛，幾乎已入侵每個家庭和每個人的生活中，不管是老人家、孩童或青壯族群，大家這一生至少都會碰上1、2種，**有些人的骨頭、肌肉、關節、神經，更是輪流出問題！**因為實在是太常見了，這類的門診經常都爆滿，天天都有想要醫生幫忙打止痛針、拿止痛藥的排隊民眾，因此我都說它們是比7-11還常見的「姿勢病」。

它們三不五時就出現在我們身上或周遭，它想要變得多嚴重、就有多嚴重！有時候來得又急又猛；有時候是被我們自己拖延耽誤，從小病惡化成連基本生活都有困難的大病，說它們甚至能影響我們的人生發展和事業前途，一點也不誇張！

但是令人驚訝的是，大部分的人都對這些比7-11還常見的**姿勢病**一點概念也沒有！像有很多長期背痛的人，從不知道其實都是**脖子姿勢不良**所引起的，然後猛在那邊敲揉痠痛的背部，結果當然是越敲越糟！還有很多人長期手在痛，但去給一些「師傅」喬，一會兒說是脖子有病、一會兒說肩膀有病、一會兒換手肘有病，最後整隻手都有病！每個人講的都不一樣，讓他們無所適從，乾脆放著不管了。

還有很多人是鴕鳥心態，身體哪邊有病痛，就拼命忍住，不去看病、也不去處理，期待有一天它會自己慢慢好起來，跟病痛共生久了，竟然也習慣了，直到某一天突然痛到**站不起來**或是**不能動**了，才驚覺事情嚴重！

我有一個病患，是一位補習班老師，除了每天都要寫黑板之外，也時常為了做家事而用力的拖啊刷的，突然有一天發現自己舉起手時，肩膀就會有點緊繃，甚至每次動作時，都會發出細微的「噠噠」聲，但她也不以為意。過沒幾天，她一早起床竟然發現自己的肩膀痛到抬不起來、整隻手臂也軟趴趴的施不了力，連扣內衣、梳頭都沒辦法，去上課要寫黑板就更不可能了！她因此忍痛跟老闆請了幾天假來找我看診，才知道原來那些細

微的嘎嘎聲、痠痛緊繃感，都是身體給她的警訊，來看診時她已經把自己的肩膀肌肉給磨損到**嚴重撕裂**了，所以手完全舉不起來。

像她這樣不拖到最後不醒悟的人很多，根據臨床經驗，很多人習慣一拖就是3、4年起跳，有的人甚至10幾年都被同一個病痛所折磨著，除非真的不能動了，不然能不處理就不處理，**大家還真是能忍！～～**

然而，隨著年紀逐漸老化，身體也越來越忍不住了，拖到最後的結果就是：拖垮自己的身體，**從小病拖成大病，甚至連開刀都不一定能治好。**這些都是因為你年輕時或剛發病時，沒有好好處理、也不知道如何保養自己的身體，一直忍、一直拖所欠下的債，等到年紀到了就叫你一次償還，因此當你發現自己的「健康本」已經負債累累時就來不及了，你可能連完成日常生活的**小事**都會變得困難重重。

減肥太急， 膝蓋提早報廢

還有另外一種人，一遇到身體痠痛不舒服就到處去求偏方，甚至亂吃止痛藥、貼痠痛藥布、喝藥酒、做不當推拿，以為只要這樣就可以百病全消，並且開始自我欺騙，好像這樣病痛就會消失、沒問題了、日子可以照樣過下去、錯誤姿勢可以繼續下去、不用管它了！

曾經有位年經媽媽為了要產後瘦身，給自己訂了慢跑減肥計畫，但不跑則已，一跑就死命地非要跑上10多公里才肯停下來休息，她的減肥計畫才執行到第3天，就開始出現膝蓋異常疼痛的問題，但她以為這只是正常的肌肉痠痛，休息幾天、吃幾顆止痛藥就繼續她的路跑計畫，一痛就吃止痛藥，就這樣她又跑了2個禮拜，膝蓋整個腫了起來，不僅無法再跑，連上下樓梯都無力、走個路都慢得像80歲的老阿嬤，等到她來看診的時候，我發現她把膝蓋的韌帶都磨壞了，甚至還出現骨頭磨損的現象，十分嚴重！結果，減肥計畫還沒成功，年紀輕輕的她已經比別人更早邁向關節退化了。

上面這個例子就是身體有病痛了，卻自己充當醫生買止痛藥來吃、不去正視身體發出的警訊，才會短時間內就變得那麼嚴重。吃藥止痛，就像

拿一塊布蓋住破掉的洞一樣，雖然暫時沒看到（不痛），但洞還是一直都在，甚至還會越破越大洞。身體的病痛就像那個洞，光是用止痛藥和貼布蓋住、靠一堆偏方死撐著，反而會掩蓋住身體發出的警訊，雖然暫時壓下疼痛發炎反應，卻讓我們掉以輕心，小病很容易就被拖成了大病。

脖子真的被「玩壞了」

而這些**姿勢病**之所以會找上你，全都跟我們日常生活中常常被忽略、最傷身體的**小姿勢**有關，例如：坐沙發、打電腦、拿東西、看電視、閱讀、睡覺、寫字、玩手機、打掃家裡、彎腰、翹腳……等等。曾經有位患者，本來就有看電腦追劇的習慣，雖然偶爾脖子會痠痛，但只要休息一下，就會自己好起來，因此不以為意。然而有次她收到老公送她的新玩具——ipad平板電腦，她興奮得就這樣從早上玩到晚，就算脖子再痠痛，也捨不得休息。沒想到晚上睡覺前才發現怎麼手有點麻麻的？雖然脖子不痠痛了，但反而變成手臂在痠痛，還帶點無力感，連拿個馬克杯喝水都有點吃力。

她原本以為這是冬天太冷、血液循環不好造成的，所以就拿著電毯拼命熱敷手，做伸展拉筋，還花了不少錢去外面找人按摩，但幾個月過去了卻都見不到什麼效果，手越來越痠麻，做事都沒力。

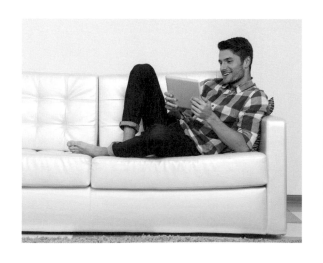

最後真的認命了，來找我看診時才知道，原來她就是因為那幾天低頭低太久，把脖子給「玩壞了」，導致她的**頸椎嚴重椎間盤突出**，還壓迫到了神經根，才讓她手臂痠痛、手麻無力，而這些**手的**不舒服感，其實都是**頸部**問題惡化、神經被壓迫受傷所傳下來的**假訊息**。她的例子就是典型的明明脖子有問題，脖子卻不會

痛;明明手沒問題,但手卻會又麻又痛,這種「傳導痛」常常會讓患者把重點放錯地方,跟醫生陳述時也容易誤導診斷方向。

而她會得到這種大毛病,都跟她平常用電腦的姿勢和習慣很差脫不了關係:**總是駝背、下巴前凸**。這些自己看不見的惡姿勢,都會讓我們頸椎承受非常大的壓力,變得脆弱不穩定,只要一個突發事件,**就會立即從小病免費升級成大病**!最常聽到這類的患者抱怨:「奇怪,我明明就沒有做什麼特別的事,怎麼會變得這麼嚴重?」其實你已經做了很多錯誤的事,只是你自己不知道而已。

求神不如求己,
自助自救,痠痛麻全解

而最容易從小病拖成大病的,就屬**脊椎**了!尤其現代大家都人手一機,在家裡滑、在外面也滑,打遊戲滑,連睡前都要滑一下,隨時隨地都在低頭、駝背,除了造成肩頸痠痛、影響視力之外,**頸椎和腰椎**也很容易傷到。

於是就有人隨便在肩頸貼一些藥布、吃完止痛藥之後繼續滑,但是錯誤姿勢沒改變,病痛只會持續惡化,最後不但從肩頸痠痛延伸到整隻手臂都開始痛,甚至還出現更嚴重的手麻、腰痛、無力……等,結果不開刀也不行了!

但即使一開始發病、還很輕微時,就去掛號求診也不一定有用,現在的健保制度讓大部分的醫生只能無奈地開一大堆止痛藥(針)和肌肉鬆弛劑來打發患者;物理治療師也只有以電療、牽引機等儀器敷衍過去,雖然患者當下能夠快速止痛,但回家後沒2、3天又會復發,等於是白忙一場。

這是因為到目前為止並沒有專門治療這些**姿勢病**的藥物,還是得靠在家做「**自救運動**」和身體的「**自我修復能力**」來復原(例如:肌腱受傷有破洞,只能靠身體的修復能力自己補起來),醫生最多就是給病患打止痛針,但止痛針只能消炎、讓患者舒服一點而已,並無任何治療效果、也無法讓傷口長得更快更好。

所以，患者如果沒有自己幫自己、沒有做任何改變、還是持續著那些傷害身體的壞習慣和惡姿勢，那麼止痛針打再多也只是在拖延而已，最後狀況還是會惡化。

不知道是台灣人的民族性，還是健保誘發出來的特色文化，台灣人特別喜歡用打針吃藥＋偏方來對付身體的病痛。其實，治療這些病痛最好的方式很簡單，絕大多數根本就不需要去醫院、打針吃藥，因為這些都只是治標不治本，只要你能做到：1.「改掉壞習慣和爛姿勢」、2.「在家做自救運動」，就是最好的良藥！

如果只想依賴醫院，會有一個問題：由於患者數量太多，醫生通常沒時間慢慢了解疾病成因、治療性運動也沒時間教，導致你回家之後還是不知道自己日常生活是出了什麼問題？到底該做什麼改變？結果看了也沒好，有些還越拖越嚴重。而這些病痛**一開始都是可以在家裡自助自救處理好的**，不必上醫院也不必到處求偏方！

像是大多數的民眾，都會覺得自己有脊椎側彎、高低肩、歪骨盆的問題，並認為自己就是因此才會總是腰痠背痛，其實這個想法是錯的！

危險習慣，弄歪你的脊椎

我們的**脊椎側彎**可以分成，**先天性**與**後天姿勢不良**造成的，通常先天的比較嚴重，難以自己調整回來，一定要在青春期就開始做物理治療矯正，否則隨著歪斜的角度越大，就越難矯正成直的，若是側歪超過40度以上時，就會有開刀的必要性。而且也只有這類先天性脊椎側彎的人，才有穿背架去強制矯正的必要性。不過呢，這類先天性脊椎側彎的人非常非常少數。

大部分的人會脊椎**歪掉**，都是因為後天姿勢不良，例如：喜歡使用手機、玩平板、翹二郎腿、盤腿坐、長時間蹲著、坐板凳（**或是任何低矮的椅子，造成膝蓋比骨盆高**）、坐沙發、背單肩包，彎腰搬重物、半躺半坐、左倚右靠、趴在桌子上睡覺、螢幕擺在左右側、側睡（後面會教你，如何側睡才不會傷脊椎）、過度使用慣用手、常甩頭……等，這些行為都

會使我們單側脊椎小肌肉異常緊繃，拉住了脊椎，使得它變「歪」。而脊椎歪，**骨盆**與**肩膀**也會跟著變歪，因為它們是會互相連動的。

而對於後天姿勢不良的人來說，一直緊張兮兮的把癥結點放在歪掉的脊椎上，就是搞錯重點了，真正的重點在於你的**脊椎肌肉兩側不平衡**。即使你去給人整脊，硬是把脊椎轉出喀喀聲、把脊椎喬正，緊繃的肌肉還是會在 1、2 個小時內，**再度把你的脊椎拉回歪的**。

一般來說，很在乎自己有後天性脊椎側彎的人可以簡單地被分成二種：

第一種，根本就不覺得哪裡痠痛，單純因為自己有高低肩、歪骨盆，所以穿起衣服總是歪歪的，不滿意自己的外觀。

如果是這種的話，你該做的是改變自己的不良姿勢，並且時時刻刻提醒自己調整歪斜的部分。更積極一點的話，就是直接去找專業的物理治療師，做徒手肌肉放鬆，以及持續的肌肉訓練，**通常 1、2 個月內就會有明顯的改善**，有些甚至更快。但回正後若是姿勢又走鐘，那麼不久後脊椎還是會再次歪掉。

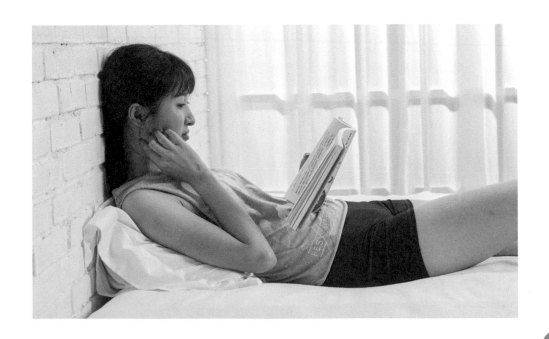

第二種，因為腰痠背痛、屁股痛、腳痛腳麻，而跑去醫院診所，拍脊椎X光，而發現自己有輕微的脊椎側彎，並就此認定自己就是因為脊椎側彎才會痠痛成這樣。

其實，大多數脊椎側彎的人都**不會**有痠痛的問題，真正讓你痠痛的原因是：**脊椎神經是否有被壓迫到？**而這正是X光拍不出來的軟組織問題。我們的神經通常都是單邊會被壓迫到，導致你的單側肌肉特別緊繃，進而帶出你脊椎側彎的現象，因此你把脊椎側彎當成是你的痠痛來源的話，就是倒果為因了。

而怎麼知道神經有沒有受到壓迫呢？其實根本不必去做任何影像檢查，依照症狀來分就可以了！→ 用痠＜痛＜麻來檢視。也就是說有**痠的症狀**，代表你的神經輕微的被壓到，**痛的症狀**代表被壓得更深一點了，**麻的症狀**代表被壓得非常深，甚至影響到神經的功能了。

另外一個更仔細的觀察方式就是：如果你的症狀越往**四肢**的遠端傳，就代表壓得越深。舉例來說，當脖子的神經被壓到時，如果你的痛點在脖子和肩胛骨內側的話，比起痛在手臂，離你的脖子比較近，代表神經壓得比較淺一點；如果痛到手臂那麼遠，當然就是比較嚴重了。

那什麼情況下脊椎的神經最容易被刺激到？主要就是**長時間的爛姿勢**。

首先，我們的脊椎非常的**不耐彎**，彎久了除了容易導致脊椎肌肉緊繃外，也容易使得椎間盤突出，進而壓迫到脊椎神經。前面所提到的那些姿勢，之所以會是爛姿勢，就是會使你的脊椎彎曲、或是左右旋轉，讓神經容易間接的被壓迫、刺激到。

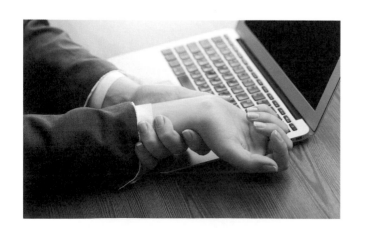

但不良姿勢這麼多，要怎麼小心呢？其實你不用去一一記住，因為我們「好的脊椎姿勢」只有一個大原則就是：**不管在任**

何情況和動作下，都保持脊椎是直的！（從頸椎、胸椎到腰椎）

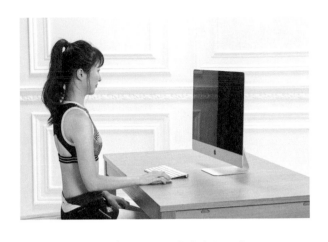

只要能堅守這個原則，即使你跟我一樣愛看手機、愛玩電腦、長時間坐在椅子上、死忠的低頭族、標準的現代科技宅，還是可以無病一身輕、身體不痠也不痛，讓你工作順利、生活完全不受影響！

因此，這本書就是要來彌補這些醫療院所的空白，提供讀者們正確的保養知識、簡單又有效的**保健方法和自救之道**！

本書特色：

1 幫你對症抓出病因，不要得了「**肩夾擠症候群**」還以為是「**五十肩**」，結果吃錯藥、打錯針、治錯地方、做錯運動，還越來越痛！

2 指出生活中那些你看不見，但是又非常傷身體的惡姿勢，教你導正和避免，免得日後痛到不能工作才驚覺慘了！

3 已經罹患這些**姿勢病**的人，也不必慌張，看完這本書，你在家裡就可以做到**自助和自救**。我會教你們一些運動和小方法，來幫助減緩疼痛、降低復發、避免變嚴重，不用擔心會陷入小病拖成大病、大病還得要四處找神醫才能治得了的窘境。

這是「三個字SunGuts 姿勢調整聖經」系列的第一本書，鎖定**上半身**（上肢）的病痛為主，也是一般工作者、勞動者、主婦……等，最容易發生、受害最深的「**職災病**」範圍，第二本是講**脊椎**（頸椎、胸椎、腰椎）、第三本講**下半身**（下肢）……等。但是因為**頸椎**引發的病痛和問題實在是太常見了，不但跟我們上半身的很多病痛都有關聯，而且門診的病患數也始終高居前幾名！因此原本應該放在第二本的脊椎疼痛篇，我特別拿出來先在這本書中介紹，幫助讀者提早建立一個**保養頸椎**的正確知識，就能避免日後病痛纏身。

而這本書所介紹的上半身痠痛麻問題，**就佔了我們門診看診的比例90％以上**！幾乎所有人都能從這本書裡找到自己的疼痛問題和原因，以及解救之道。

　　你可以從下面的圖表中找出疼痛的位置、疾病名稱，來查到你所需要的章節。我的書和影片都是以生活化的案例，向大家解說我們的身體到底出了什麼問題？又是為什麼出問題？然後教你如何在家中**緊急處理、終結疼痛、減輕症狀、預防病痛上身**、從生活中戒除壞習慣。

　　你也可以一邊讀，一邊從書中所附的 QR Code 連結至網路上的健康小短片（或在 YouTube 上搜尋「SunGuts」），這些影片絕對不枯燥、趣味性十足，兼具健康知識滿分，協助你輕鬆解決自己和家人的病痛，不再道聽塗說、以訛傳訛、讓病痛更惡化了！

　　相信這本書會是每個人居家必備的「**拯救要命痠痛麻、保健保命保安康**」工具書，即使不是醫生，你也可以幫自己解決這些難纏的病痛，真的不一定非要上醫院不可喔！

 上半身痠痛麻問題對照圖

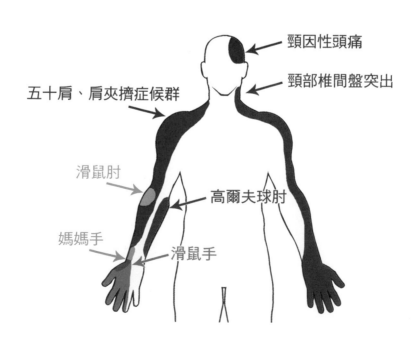

頸因性頭痛

頸部椎間盤突出

五十肩、肩夾擠症候群

滑鼠肘

高爾夫球肘

媽媽手

滑鼠手

1 頸部椎間盤突出（頸椎病）

害你從脖子一路痠痛麻到手指的
萬惡殺手！

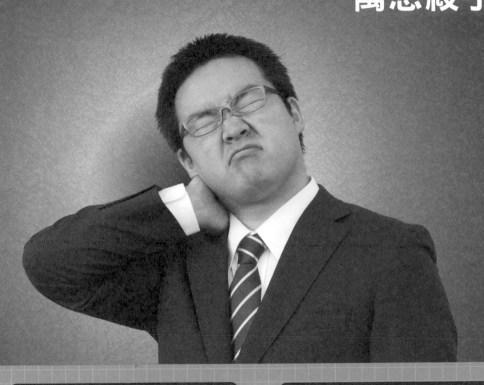

常見度 ★★★★★	自癒力 ★★★☆☆
● 高達99%的人都有！ ● 幾乎所有肩頸痠痛的問題都跟頸椎病有關！這是每個人都或多或少都會有的問題，尤其現在大家老愛低著頭、駝著背，已經很難找到真正健康的脖子了！	● 恢復速度可快可慢，症狀輕微點的，1、2天就會自己好了，但症狀嚴重的可能數個月甚至數年都好不了，尤其不良姿勢若是沒有被糾正，再多的治療也都是做白工。

菜市場俗名

頸椎病、頸部筋膜炎、頸部肌肉扭傷、頸部症候群、頸神經壓迫、頸部椎間盤破裂、頸椎症候群、頸部神經根病變、頸部椎間盤病變。

▼ 相關影片：
你的頭痛其實從脖子來?!（頸因性頭痛）

脖子緊、肩膀痠痛、上背痛、手麻無力，非常嚴重的還可能大小便失禁、全身癱瘓⋯⋯這麼可怕的疾病，其實都是**頸部椎間盤突出**所造成的！就是大家非常熟悉的頸椎病。

它是99%以上的人都會反覆罹患的疾病，就連我自己也是！只要姿勢一不注意，就會馬上頸椎病上身，不過跟大家不同的是，我懂得怎麼自己去處理它，因此每次脖子出狀況時，最多痛個1、2天就能夠快解決了，不會讓疾病有任何拖延變嚴重的機會。

而這麼高的發病率，跟低頭族、電腦族、沙發族的興起有很大的關係。現代人都喜歡低頭看手機、平板、駝背地緊盯電腦、整天在沙發上看電視⋯⋯使脖子一直處在不正確的姿勢下，造成頸椎很大的負擔。

其實脖子的正確姿勢**只有一種**，但現代的工具這麼多，大家都習**慣用脖子去屈就工具，而不是讓工具來配合你的脖子**，因此各種奇怪不正確的姿勢，像是趴在桌上寫字、低頭用手機、駝背、下巴前凸的用筆腦，頭轉向某一邊去看螢幕，睡在沙發扶手上使得頭歪一邊⋯⋯等等，都是你會罹患頸椎病的主要原因。

最可怕的是，頸椎病沒有被「**根治**」的一天！若是你的姿勢不佳，即使你的頸椎被治療100次，它還是有可能再復發第101次！

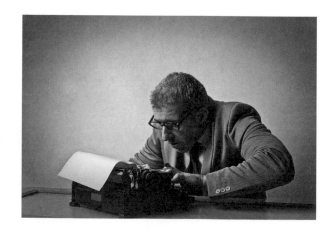

而頸椎的複雜結構，以及遍佈著重要的神經構造，使得頸椎病非常棘手，只要拖延過久，除了脖子周圍會痠痛外，你的肩胛骨內側、肩部、手臂、上背部都會感到痠痛和緊繃感，最遠會**傳導**到雙手，不但手臂痠痛，嚴重的話甚至手麻無力，也就是**神經**走到哪，頸椎病就會影響到哪！

沒有大小便失禁，頸椎病都不需要開刀

此外，由於這個病壓迫到的是神經，因此壓迫過深導致神經壞死、手臂無力、神經萎縮，甚至是下半身癱瘓、大小便失禁的也大有人在！不過這通常是因為車禍或是一些重大事故所引起的，也有少數案例是因為去國術館整脊所造成的。

令人稍感安心的是，椎間盤若是沒有突出得太大塊的話，**是會自己慢慢回去原位的**，這也是為何症狀輕微的患者，通常只要睡一覺起來就會好上許多的原因，然而若是突出的部分過大，那麼就算是平躺睡覺也只能獲得些微的舒緩，因此演變成長期的嚴重痠痛與無力感，甚至失眠，怎麼翻身都睡不好。

其實現在3C產品這麼多，大家或多或少都有點椎間盤突出的毛病，建議若是發現自己有類似的問題，要先有一個觀念：**吃止痛藥、肌肉鬆弛劑，以及任何調養性質的中藥都是於事無補的**！物理上的問題，一定要用物理的方法解決。及早發現、並且改變自己的錯誤姿勢與不良習慣，才是最重要的。

在已經發病，開始覺得肩頸痠痛、手臂痠麻時，趕緊多做些自救的**頸椎保健運動**，或是直接去找物理治療師做徒手治療，才能真正有效的解決你的痛苦，這些都比去診所電療、熱敷、拉脖子要強得多！

有位工程師患者在遇到我的前一年，就因為曾經有長達半年嚴重的手麻和脖子劇痛，而動了開脖子的手術，當時的醫生告訴他這只是個小手術，只要將頸椎上突出的椎間盤給換掉，手麻和脖子痛都可以一次解決，只是好一點的人工椎間盤至少要20萬起跳。

相關影片：
魯蛇都有的厚實硬肩膀！

當時他苦於找不到治療方法，去做復健拉脖子拉了3個月卻還是一點進步都沒有，他已經被病痛煩到有輕生的念頭了，如果花20萬可以讓他快速解決這些痛苦，那都是值得的，因此他爽快的接受了手術。而這個手術也沒讓他失望，術後的1個禮拜，他就能夠恢復日常生活，再也沒有出現讓他心煩的痠痛和發麻了。

手術後他繼續像以前一樣低頭、駝背用電腦，以為開一次刀就一勞永逸，沒想到才短短2個月，手麻和脖子劇痛的噩夢就回來了！他著急地去醫院拍了核磁共振後發現，他的不良姿勢再度讓他貴鬆鬆的20萬人工椎間盤也突出了！

因此，頸椎病真的沒有所謂根治的一天，我的建議是只要沒有手麻到肌肉萎縮、大小便失禁的程度，都是**不需要開刀**的。如果你真的想要治好它並且希望能不再發病，就一定要有正確的保健觀念，並且隨時讓脊椎保持在「**最好的姿勢**」下！

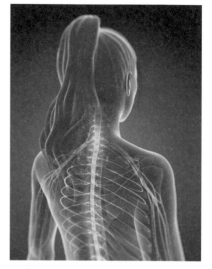

症狀❶
頸部的神經受損，因此痠痛麻的症狀會沿著神經走。常見的肩頸痠痛、上背痛、手麻無力，都跟它有關。

症狀❷
疼痛範圍
除了脖子周圍的疼痛外，肩膀、肩胛骨內側、上背部到手肘、手臂、手指（整隻手）的痠痛麻，都是頸椎病的傳導痛範圍。

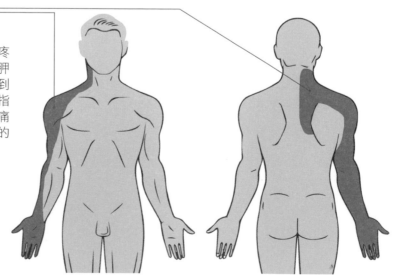

28

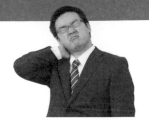

它為什麼找上 你 ?!

1　每天通勤上班的阿德，雖然薪水普普，但只要在辦公室裡用電腦打打字輸入資料，不太需要動腦，又有冷氣可以吹，所以也沒什麼好抱怨的。或許唯一該抱怨的就是這裡離家有夠遠，害他每天光是通勤來回就要花上2個小時，從火車轉到捷運再轉公車，還沒上班身體就累了一半，因此他都在通勤時邊滑手機看影片消磨時間。然而最近他總是脖子緊、肩膀痛的，肩胛骨也會時不時的痠痛，讓他心情很差。尤其在通勤搭車用手機時，以及工作用電腦時，痠痛的情形會特別嚴重。這種煩人的不適感，除了嚴重影響他的心情外，也讓他的工作效率變差，每天都得加班。

2　燊哥是個臭宅大學生，平常最大的嗜好就是宅在宿舍裡打電動，因此他都是在報告的前3天才開始準備投影片，期中考前的前1個禮拜才開始看書。然而他平常就整天駝背，打電動時還會因為太緊繃，而把頭伸得很前面，使得駝背更嚴重。而且他趕報告與同學討論時，都習慣把筆電放在大腿上，因此頭都得要彎得很下去才看得到，更不用說他難得一次看書時，臉根本就要親到桌面了。因此他一直以來脖子都不太好，整天肩頸痠痛，而他也因為痠痛而異常煩躁，只能靠著狂打遊戲來轉移對痠痛的注意力了。

3　小桂是位稍有年紀的單身貴族，平常都有在健維持體態，打扮起來還是小有姿色，尤其她的個性活潑外向，總是大家的開心果。而喜好自由生活的她，自己住在一間沒有特別裝潢的小套房裡，矮桌子與地板就是她平常看電視吃飯的地方，然而也因為總是坐在地板上吃飯看電視，使得她的脖子總是有一邊特別痠痛，還時不時會有從脖子傳到手的竄麻感。去到醫院求診時，醫生建議她直接開刀會好得比較快，但她一聽到脖子要開刀就嚇得半死，擔心自己會不會就此癱瘓？因此她就遲遲沒有去安排開刀，就放任手麻和脖子痛不去管了。

Q.　看完3個故事，來回答一下這個問題：下列哪些習慣其實會傷害脖子？
a.使用筆記型電腦　b.快速扭轉自己的脖子發出喀喀聲
c.邊吃飯邊看平板追劇　d.刻意擠出雙下巴

A.　a、b、c

駝背、低頭
害你的脖子正在慢性自殺！

　　幾乎每個人都或多或少會有點頸椎病，然而大部分都只是脖子痠、肩膀緊，有點不太舒服，再不然就是脖子卡住，頭轉不過去某一邊罷了。但有些人卻會因為嚴重的頸椎病，造成整隻手臂的脹痛、長期手麻，甚至是嚴重肌肉萎縮、大小便失禁……等等，這之間究竟有什麼差別？

　　我們脖子內的頸椎是個非常精密的構造，遍佈著從大腦連下來的重要神經，因此神經要是在這裡斷掉了，就是全身癱瘓，但除非是車禍或是非常嚴重的撞擊，否則很少會發生這種事情。

　　不過，如果你喜歡刻意扭轉脖子，聽脖子的**喀喀聲**，那麼你就得小心了，因為這種聲音通常都是脊椎骨相互摩擦發出的聲音，容易使得頸椎骨錯位，甚至壓迫到神經，雖然你會短暫的獲得舒緩，不過長期來看卻會使得脖子肌肉變得更緊繃，也容易使得神經受傷發炎。

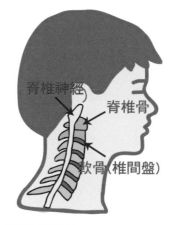

頸椎側面圖
脊椎神經、椎間盤、脊椎骨。

　　另外，我們的脖子是個非常不耐彎的構造，彎久了會讓頸部後方的肌肉變得緊繃，也會使得脊椎中的**軟骨跑位**，進而壓迫到神經，所謂的落枕、脖子閃到，都是類似的原因引起的。因此不論你是低頭用筆電、看手機、玩平板、駝背，都是對於脖子的**慢性自殺**！

　　如果你想要預防頸部椎間盤突出的話，就必須了解一下頸椎這個複雜的構造，它跟我們的四肢非常不一樣，讓你總是在不知不覺中傷了它。

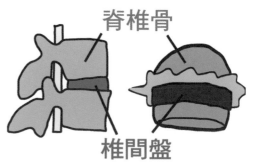

頸椎的結構其實就像是個漢堡一樣。

我們的頸椎共有7節，它們像是在玩疊羅漢般一節節相疊，你可以把你的手往脖子後面摸，每一個凸點，都代表著一節脊椎。而從橫剖面來看，可以發現每節頸椎之間都有一塊軟骨，它們就像是脊椎間的緩衝墊一樣，我們稱之為「椎間盤」。而在軟骨後方還有一條貫穿整個上半身的脊椎神經，大腦就是靠著這個神經下達指令。

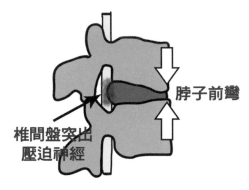

長時間低頭造成頸椎前側壓力過大，使得椎間盤往後突出、壓迫神經。

若是我們把其中兩節頸椎與一個椎間盤，特別分成一組放大來看的話，你會發現你的頸椎就像是個——漢堡，上下兩個脊椎骨是麵包，而中間的椎間盤就是那塊美味肉排。

當我們低頭用筆電、看手機、玩平板、駝背時，會不知不覺地將脖子往前彎，使得軟骨前側的壓力變大，裡面的水分就會往後側跑，造成所謂的「椎間盤突出」，這就像是大口吃漢堡時，餡料會往另一側掉下來一樣。

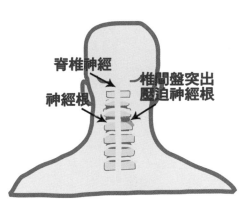

脊椎神經往兩側分支神經根，但椎間盤突出就會壓到神經根，造成神經根缺血受損。

然而在我們**脊椎後側**的，正是負責全身訊息傳遞的脊椎神經，它在每一節都會往左右兩側各分支出一條神經根，因此若是椎間盤往**右後側**突出，就會導致右邊痠痛，往**左後側**突出，就會是左邊痠痛，往**正中間**突出的話最慘，就兩邊一起痛。

也正因為受傷的患者椎間盤的**水分很不穩定**，而容易因為姿勢而跑位，所以就會發生有時候右邊脖子痛、有時候左邊肩胛骨痛、有時候又不會痛……這種症狀跑來跑去、變來變去的奇怪現象。

這很重要！
你的頸椎病到第幾級了？

再來這個病最可怕的地方，就是會產生誤導人的**傳導痛**，明明是脖子出問題，卻是你的肩膀在痛、手在麻！

而依據疼痛的範圍，症狀的輕重一共分為五級。痛在脖子原位的屬於第一級；擴散到肩膀的屬於第二級；擴散到肩胛骨和上背部的屬於第三級；擴散到手肘以上的屬於第四級；擴散到整隻手臂和手指的，就是最嚴重的第五級了。

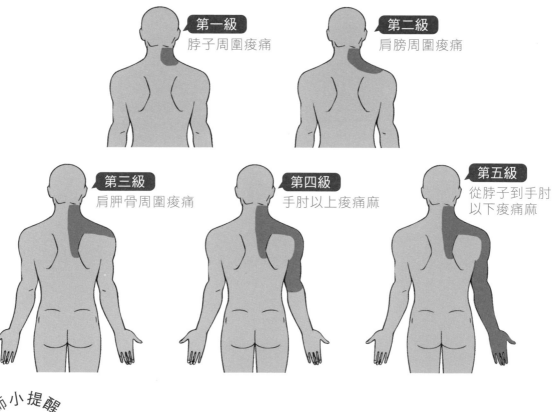

第一級　脖子周圍痠痛

第二級　肩膀周圍痠痛

第三級　肩胛骨周圍痠痛

第四級　手肘以上痠痛麻

第五級　從脖子到手肘以下痠痛麻

治療師 小提醒

1 通常大部分患者都只有手在麻，脖子比較少會麻，少數案例會連脖子也麻。

2 肌肉萎縮通常發生在整隻手臂麻了很長時間、又沒有積極處理的狀況下。

3 平常姿勢很差卻還沒發生症狀的人，不要心存僥倖，有可能一發病就是最嚴重的第五級，直接跳過前四級。

而為什麼知道症狀嚴重程度的**分級**會非常重要呢？因為椎間盤突出越多，不一定會讓你越痛，只是不舒服的範圍擴散了。比較麻煩的是：許多人因為傳導痛，而誤以為自己的手麻是因為最近手指用太多、工作太勤奮所造成的，因此到處掛號去看手，反而讓真正的頸椎問題被拖延了，最後可能嚴重到需要開刀才能解決的地步。

總而言之，前面有說過：**越往手傳就越嚴重**，而**麻比痠、痛還嚴重**！代表你的神經被壓得比較深。若是你的症狀已經到了會麻的程度，或是範圍已經到了第四級以上時，你一定要積極處理它，絕對不能再拖了，否則很有可能演變成一定得開頸椎手術的地步，甚至演變成一生永久性的痠痛麻。

小心，這些習慣讓所有人都是高危險群！

1 低頭族 & 駝背族

現在的生活型態，讓每個人都不得不低頭、動不動就駝背，很多人都不知道這樣真的很糟！根據研究發現，以一顆頭5公斤來計算的話，若是我們**保持耳朵垂直肩膀**，這樣脖子就只需要承受單純一顆頭5公斤的重量。然而當你低頭或是駝背時，都會**讓頭往前凸出去**，即使只有往前移動少少的5公分，脖子所承受

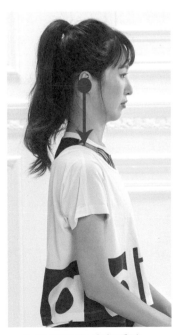

▲ 保持耳朵垂直肩膀，是脖子的最佳姿勢

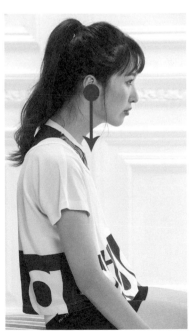

▲ 頭只要往前移5公分，脖子就會承受頭部3倍的重量。

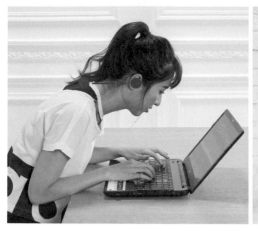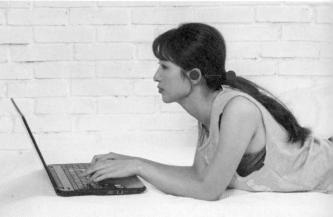

▲ 嚴重姿勢不良者，都會讓頭往前凸出去，
讓頸部的肌肉與椎間盤受到很大的負擔。

的重量就會增加到**原本的3倍**，馬上遽增到15公斤！

　　更不用說許多用電腦、看書時就不知不覺駝背的人，頭至少都往前移了10公分以上，久而久之當然會造成肩頸肌肉緊繃與椎間盤突出。這就像是雙手拿水桶時，你絕對不會想把雙手伸直把水桶拿得遠遠的，這樣實在太重太費力了，把手臂縮著讓水桶靠近身體才省力，**所以頭越往前伸出去，脖子負重就越大**。

　　因此這項疾病好發於長期低頭的族群身上，例如文書處理員、牙醫、機械維修員、生產線作業員、苦讀的學生們，以及到處都見得到的手機低頭族通通都是。

2 懶人坐姿族

　　不良坐姿不只會**傷腰**，連脖子也非常傷！就像是第3則故事裡總是席地而坐的小桂，由於**盤腿坐在地上**吃飯、看電視，而使得你的身體從脖子到腰都是彎的，當然也就容易出毛病。除此之外，坐沙發、半躺半坐、坐懶人椅……等等，也都是類似的問題。這樣的情況更常見於退休後的老人家，這也是為什麼許多人會覺得退休後，反而比起上班時還要更容易腰痠背痛的原因。

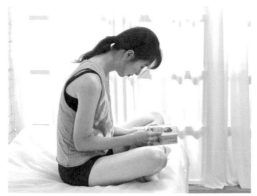

▲ 盤腿時做任何事，都容易使得身體呈現彎曲的狀態，讓你從脖子到胸、腰通通都出毛病。

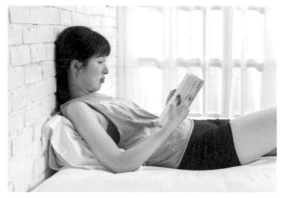

▲ 半躺半坐雖然看起來很舒服，實際上卻會讓整個上半身的重量都壓在彎曲的脊椎上，讓脊椎非常容易受傷。

曾經遇過一位患者就診時，一劈頭就說自己現在脖子非常痛，脾氣相當暴躁，他說自己又不用手機，也沒有低頭的習慣，為什麼脖子還是會受傷？因為他的態度實在是太差了，非常難溝通，因此經過了一番詢問後才知道，原來他家裡沒有書桌，只有一個床上懶人桌，所以他每天都是半躺半坐的靠在牆壁用電腦，導致他頸部椎間盤突出。

3 甩頭族

許多有長期肩頸痠痛的民眾都有個壞習慣，就是會因為脖子卡卡的，所以就快速的甩頭，讓脖子弄出喀喀聲，瞬間就會覺得脖子好了許多，但沒過幾分鐘，脖子又馬上會覺得卡卡的了，因此就一直在那邊甩頭喀喀喀。

就曾經有遇過患者，在自己甩頭了之後，頭就像是落枕了一樣，非常劇痛而且完全卡住歪向左邊，但與落枕不同的是，他就這樣卡了 2 個禮拜，都還是沒有什麼改善的跡象。

這個習慣很不好的原因是，其實我們的脖子在正常的解剖構造之下，只能做出**仰頭、低頭、左右側倒、左右轉頭**這 4 種動作，而當你甩頭時，其實是頭部的複合動作，就像邊後仰邊往左邊轉頭，這樣的複合動作之下，其實是會使得頸椎骨頭互相摩擦的，除了**容易退化**之外，還更容易導致骨頭之間的磨損，除此之外還有可能摩擦神經，甚至壓迫血管導致頭

暈，嚴重者還會併發出現嘔吐、耳鳴等症狀，代表頸椎錯位嚴重，要盡快找醫師或物理治療師處理了。

其實脖子會覺得**緊繃感**，最主要是椎間盤突出，以及頸椎的小骨頭之間有錯位的問題，導致神經被壓迫到。因此這時候你要是再往錯誤的方向一轉，使得錯位的更嚴重，就會變成我前面說的患者那樣，脖子卡得死死的。

記得2015年時有篇報導，有位老婦人練甩頭功想要緩解她的脖子痛，每天甩100百下，結果才練了6天，她就突然**全身癱瘓**了！不為什麼，就因為她在甩頭的時候太大力摩擦神經，把神經壓斷了。

因此建議你，真的出現脖子不舒服時，不要隨意的亂甩頭，跟著下面教你的**收下巴運動**來改善，或是去接受徒手物理治療吧。

4 歪頭族

我們的脖子真的非常脆弱，只要**頭歪向某一邊太久**，就會產生頸椎的毛病，像是有些人習慣用頭夾住電話，又或是有些人習慣把電腦放在桌子的左邊，空出右邊的桌面方便寫字，使得頭總是歪的。這些不正確的習慣，都會使得某一側的脖子特別緊，進而使得椎間盤的壓力不均，容易**跑位**，甚至逐漸壓迫到神經，這樣的情形很常見於銀行的櫃員、使用多螢幕的工程師等。

有位患者原本只是偶爾會肩頸痠痛，但在過年連假時，躺在沙發上把頭靠在扶手上快樂的追韓劇，一連追了5天。這5天除了吃飯、上廁所外，通通都把頭舒服地靠在扶手上。結果收假回去上班時，才發現手怎麼麻了起來？相當無力。來就診時才知道，這是非常嚴重的椎間盤突出，神經被壓得很深，所以才會短短5天就來到**嚴重的第五級**了！

像這個個案就是姿勢實在太差了，再加上平常本來就累積了很多的問題，就會

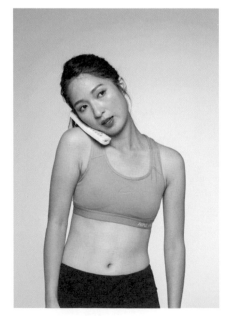

讓他直接從**沒症狀跳到最嚴重的第五級**，所以平常姿勢差卻還沒發生症狀的人真的不要心存僥倖，再不改正姿勢，小心一發病就是最嚴重的那一級了。

5 高枕／低枕族

有些人喜歡睡很高的枕頭，有些人不喜歡用枕頭就直接躺平睡覺，其實這樣都不是好事。

因為當你睡**很高**的枕頭時，一整個晚上都會像是低頭一樣，幾天下來就容易導致椎間盤突出。而若是你不喜歡墊枕頭，或是用了**非常低**的枕頭時，你睡覺時都會變成頭部往後仰的狀態，這樣會造成脖子內的神經根壓力增加，久了就容易導致損傷。

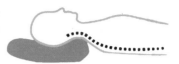

合適枕頭
頭水平

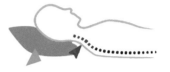

過高枕頭
頭前彎

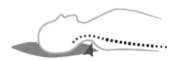

過低枕頭
頭後仰

枕頭高度不能太高或是太低，盡量維持水平。

枕頭使用的原則：除了要枕到頭之外，一定也要枕到脖子，重點是你在睡覺時脖子**不能懸空**，否則整個晚上脖子都會無法放鬆，當然一覺醒來會覺得不舒服。枕頭的高度大概是我們從旁邊看時，脖子幾乎是呈現水平的，並且有獲得充分支撐，不能過高也不能過低。但是否水平，一般人只能大概自己衡量一下，重點是睡起來覺得舒服，不會有壓力感。

又痠又痛又麻，
到底是不是脖子出問題？

頸部椎間盤突出最棘手的地方，不只是讓你心神不寧的痠痛麻，而且神經被壓迫所產生的傳導痛，很容易被誤認成是其他地方出毛病，反而忽略了真正的根源是脖子。

我有位患者因為工作的因素，長期都有肩頸痠痛的毛病，但症狀時好時壞，所以也就沒有特別放在心上。約莫在來找我就診時的半年前，他突然就脖子不痠痛了，取而代之的是整隻右手痠痛與無力感，他原本以為是

頸部椎間盤突出

手有拉到還是撞到之類的，因此到處求診治療自己的右手，卻一直都沒有成效。結果半年過去了，他的手只有越來越嚴重，毫無改善。

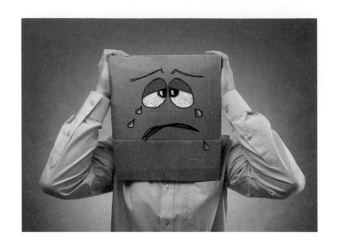

結果到我這裡時，已經是非常嚴重的椎間盤突出，甚至已經有**右手肌肉萎縮**的現象出現了，若是沒有及時發現，甚至會有右手**癱瘓**的風險。不過他運氣還不錯，僅僅靠著徒手治療了2個月，就好了七、八成左右，不必開刀換椎間盤。但依照經驗來說，這樣拖延過久的患者，其實能靠徒手治療（保守治療）就復原的機率非常低，不要心存僥倖。

所以，到底該怎麼確認自己的毛病是不是從脖子傳來的呢？下列2個小測試可以觀察：

測試❶
痠痛或是麻感，是從脖子一條線的傳下去到手指 。

就像是上面**疼痛範圍圖**所畫的那樣，非常典型的症狀。但很多患者的症狀會出現**空白疼痛範圍**，不是呈現一條線的痛法，例如直接痛在手臂處，或是直接手麻，反而脖子沒有什麼症狀，這才是最棘手的。

測試❷
脖子的動作會加劇不適感。

若是你的手臂總是在痠痛，而當你低頭、抬頭看天花板、轉頭、歪頭時，其中一項動作會讓你的手臂痠痛更加明顯的，就代表你的問題很有可能是脖子所引起的。

但自己檢查還是比不上專業人員的判斷，若是你真的有類似的疑慮，一定要趕快去讓醫師或是物理治療師幫你檢查看看，省得自己疑神疑鬼的。

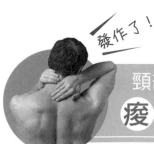

發作了！

頸部椎間盤突出
痠痛麻二部曲

❶ 輕微期 　痠痛範圍屬於一、二、三級，並且沒有麻感。

症狀 　這裡指的是痠痛範圍還沒傳到肩膀以下，而且沒有手麻的患者。大多數的頸部椎間盤突出都能夠**自然復原**，尤其這時期的症狀還不算嚴重，光是靠改變姿勢，以及做一些「**頸椎自療保健運動**」就會有不錯的效果了。

輕微期。自救法

目標 　拯救你的爛脖子：改變讓症狀惡化的姿勢，並且每天做些頸椎保健運動，幫助頸椎病加速恢復。

自救 ❶ 改變你的惡姿勢

若是姿勢不改，請10個神醫幫你治療脖子都沒用！你都可以把原本好好的脖子給弄壞了，何況是一個半殘的脖子呢？因此我們的第一項自救就是要**改變姿勢**、避免會讓脖子受傷的行為。

其實症狀輕微的頸椎病，只要修正掉萬惡的姿勢，大多只要1~2個禮拜的時間，痠痛問題就會自然而然地消失。但是長期頸部痠痛的人，都是沒意識到自己有哪些錯誤的姿勢，使得脖子總是沒辦法好好放鬆，當然也就沒辦法讓它自行恢復了。

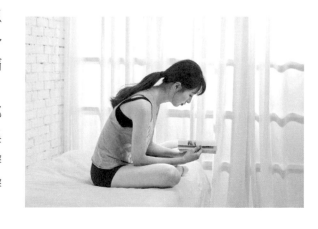

超 重要 脖子保健 3 重點

重點1
身體挺直不駝背

不用到刻意挺胸的程度，就是放鬆但不駝背就可以了，刻意挺胸反而會讓脊椎反折，造成**背痛**或是**腰痛**。

重點2
眼睛直視前方

工作時把需要專注的物品，如電腦、手機、文件等，放在眼睛正前方，角度低個5~10度都是ok的，重點是不低頭、駝背。注意，重點就是：**不要用你的脖子去屈就你要看的東西，而是要讓那個東西去屈就你的脖子，把它墊高。**

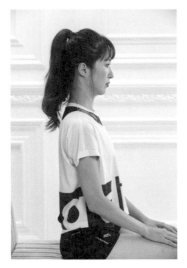

▲ 身體挺直不駝背、眼睛直視前方、收下巴，是脖子最標準的姿勢。

重點3
收下巴

耳朵和肩膀垂直，是脖子最輕鬆的狀態，而耳朵往前越多，脖子肌肉就得花更多的力氣去支撐頭部，因此隨時保持下巴輕鬆微收即可，不必到**刻意擠出雙下巴**的程度。

正 姿勢 脖子使用中示範

示範1
使用手機時

 保持手機在自己的視線前下方。

2 手臂交叉撐、手肘**貼著**身體來拿手機，才不會費力。

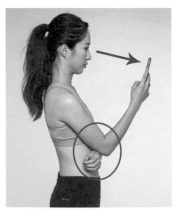

示範2
使用電腦時

1 保持螢幕在視線前方，不必低頭就可以看到的高度。用電腦時整個身體都要正對螢幕，最好是把螢幕擺在桌面的正前方，不可將電腦放置左右兩邊，**千萬不能用轉頭、轉身體的方式去遷就電腦。**

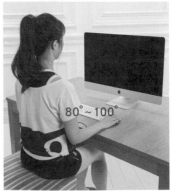

80°~100°

2 桌面高度選在手肘放下時，能夠**自然彎曲80~100度**的位置。

3 **千傳不要為了空出工作桌面而把電腦推得太深！**若是電腦太遠就擺近一點，避免做事太認真而拼命駝背、把下巴往前凸去看電腦。

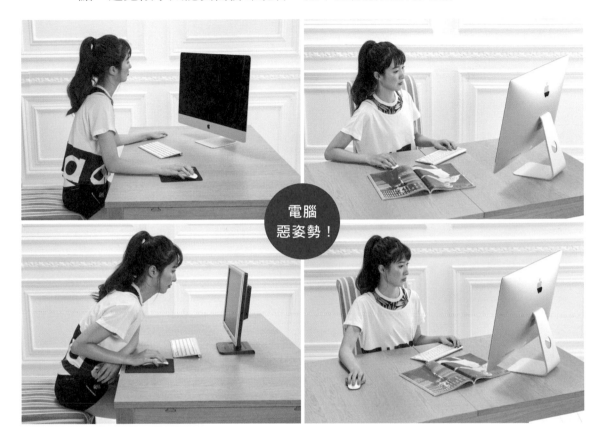

電腦
惡姿勢！

示範3

使用筆記型電腦時

1 使用筆電原則與電腦相同，唯一的差別就在於筆電螢幕太低了，通常都得低頭才看得到，因此若是在家裡使用的話，最好再外接一個比較高的大螢幕避免自己低頭。

2 如果是在外面使用的話，盡量以收下巴、眼睛看前下方，來替代駝背低頭，並且每使用一段時間就往**前看10~15分鐘**，讓脖子休息一下。

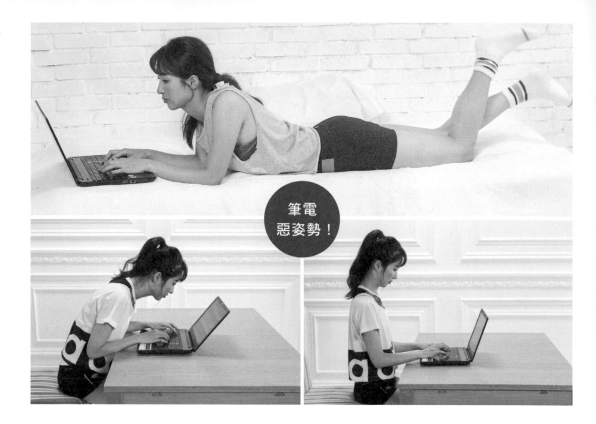

筆電
惡姿勢！

示範 4
寫字時

越認真讀書寫字，脖子也就越容易出問題，因為寫得越久越專注，姿勢也就越容易走鐘。寫一寫不是快趴在桌上，就是快親到桌面，不然就是整個身體歪向慣用手，脖子也因此大歪，因此寫字的時候一定要謹記以下幾個大原則：

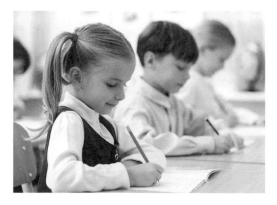

1 寫字時身體要正對書寫的區塊，避免身體歪斜。

2 書寫時保持下巴微收，來替代駝背低頭。

3 隨時提醒自己要挺直身體，尤其在專注寫字駝下去的時候，就該馬上把自己的身體拉回來。

4 書寫桌面不能太高也不能太低，除了對於頸部有負擔外，手腕與手肘也會因此而受傷，建議的高度是寫字時手肘彎曲大約在80~100度上下的位置，並在這附是近找一個自己覺得舒適的高度。

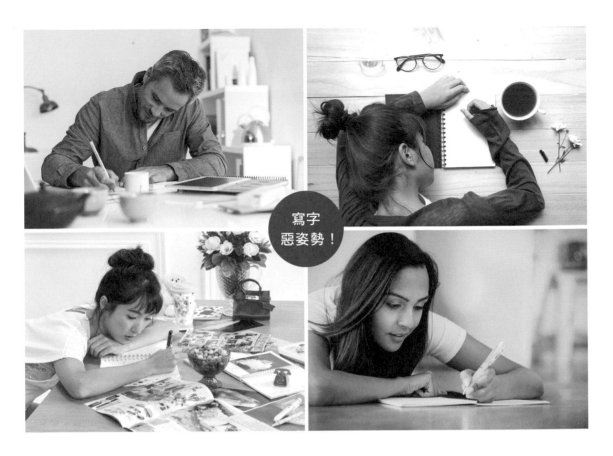

寫字
惡姿勢！

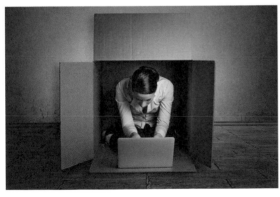

人生難免
還是要低頭

雖然提倡大家盡量不要長時間低頭，但有許多人的工作是不得不低頭的，而你只要把握這3個原則，就算低頭也能盡量防止頸椎病變。

① 低頭時盡量讓下巴微收，因為下巴前凸的情況下對頸椎的壓力更大。

② 提醒自己，即使看不清楚也不要越駝越下去。

③ 每低頭一段時間(約15分鐘)，就將頭抬起平視前方15秒，並且做後面的「收下巴運動」5次。

1 收下巴運動

許多人都覺得肩頸肌肉緊繃，因此要去左拉右拉把肌肉拉鬆，但這樣其實是完全沒用的，因為肩部肌肉的緊繃，主要是因為**駝背與椎間盤突出，而刺激到神經所造成的**，因此若是你沒有修正姿勢並讓椎間盤歸位，那麼就算把肌肉拉到斷掉也不可能改善。

而這邊介紹的收下巴運動，就是一個可以將椎間盤**歸位**，又能**拉伸**到頸部小肌肉的簡單運動，**你不必做什麼頭轉、一堆有的沒的牽拉，做這個就夠了！**只要神經一減壓，頸部肌肉也就自然放鬆。

預備動作：身體挺直不駝背、眼睛直視前方。

像是擠雙下巴一樣，做收下巴的動作，輕點頭、頭部往後平移，若是覺得後頸的肌肉有被拉緊的感覺就是對的。

收下巴時停留1秒，就放鬆回原來的位置，建議每天做50下，能多做就多做。

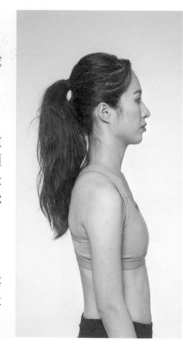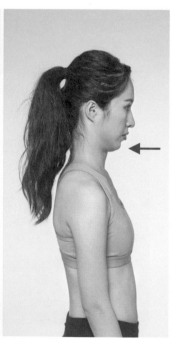

治療師 小提醒

1 動作時不聳肩，若是做的過程反而會更痛，表示你的動作做錯了，請看著鏡子修正，或是找物理治療師協助。

2 若是每次做都會覺得頸部刺痛，那有可能代表你的症狀比較嚴重，使得動作時反而會刺激到神經，建議先去接受治療再搭配這項運動。

2 椅背運動

由於脊椎是一個連續的結構，頸椎和胸椎是直接連在一起的，因此若是背部太緊，那麼脖子也不會鬆到哪裡去，因此這個運動就是要**鬆開你的背**。

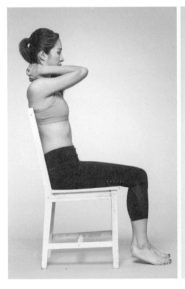 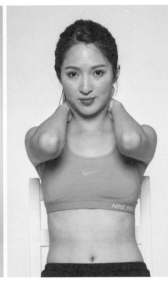

預備動作：找張直背的椅子，椅背高度大約在肩胛骨的位置。

預備時身體挺直不駝背，雙手抱在脖子後方。

手肘朝前，背部緊靠於椅背上。

以椅背作為支點，將上半身往後反折來活動你的胸椎。

到最緊的位置後停留1秒，再回到原位並反覆來回，建議每天做30回。

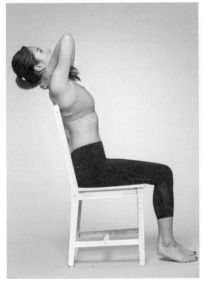 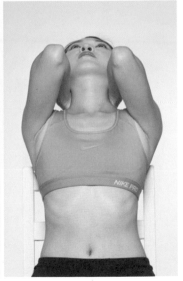

3 投降運動（防駝背運動）

長期駝背的人，胸前的肌肉總是特別緊繃，同時背肌也會特別無力，因此只要一放鬆就是會自然變成駝背的姿勢，除了會導致肩頸痠痛的問題外，也更容易有背痛、胸悶的症狀，這時候就可以靠著這項運動，來改善自己輕易就駝背的壞毛病。

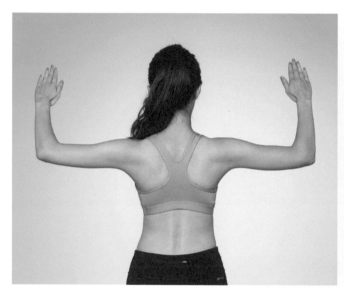

站姿或坐姿都可以，身體挺直擺出投降姿勢。

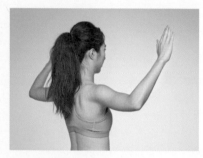

動作時想像肩胛骨中間有一顆球，用肩胛骨往**中間偏下**的方向去夾球。

夾到底時停留3秒再回到原位，建議每天做30下。

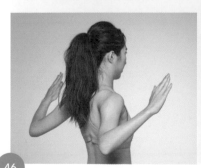

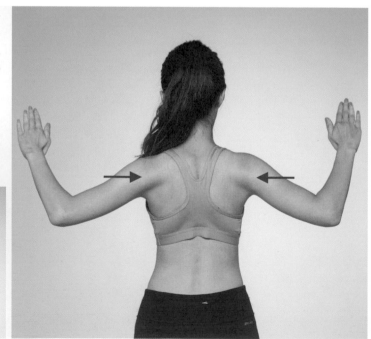

自救 ③ 儀器物理治療 V.S 徒手物理治療

如果你靠著改變姿勢、**頸部自療保健運動**，還是沒辦法改善不適時，就應該趕緊去做物理治療囉，一般常見的物理治療分為 2 種：

1 儀器物理治療

當你因為肩頸痠痛而去骨科或復健科診所求診時，醫師一定會叫你先去做復健，這邊所說的「**復健**」，其實就是健保下的物理治療，內容不外乎熱敷、電療、拉脖子，我們稱之為「儀器物理治療」，也就是用儀器來幫你治療。

然而這些儀器治療的效果其實非常有限，都只是幫你肌肉放鬆而已，並不會有什麼加速傷口復原的奇效，說實話就是讓你比較舒服一點，等你自己慢慢好起來而已，對於**剛開始發作**的肩頸痠痛或是**急性痠痛**比較有效。

但儀器物理治療的好處就是健保有給付，每次復健只需要 50 元就可以了，因此若你是剛開始發作的肩頸問題，或是輕微的肩頸痠痛，都可以先去試試看。不過要是治療個 3、4 次還是一點改善也沒有，代表你的症狀並沒有那麼輕，也不必再堅持下去了，趕緊改做徒手物理治療把問題給根除掉，免得小病拖成大病。

2 徒手物理治療

徒手物理治療才是一位物理治療師的專業所在，也就是直接幫患者診斷與治療，治療方式就是利用手，以肌肉放鬆、關節鬆動等手法，**將患者頸部異常痙攣的肌肉給鬆開，並且把突出的椎間盤給歸位。**

與一般民俗療法（國術館）的不同在於，物理治療師是有先經過評估與診斷，可以掌握患者的狀況，例如：哪些動作下會痛？症狀嚴重程度為何？是哪幾節突出？哪節脊椎位置跑掉？……來判斷患者適合的治療方法，而不是用一套治療方法對付所有人。因此，只要治療得當，通常此時期的患者只要 1、2 次的物理治療，就可以獲得極大的改善。

但由於徒手物理治療價格較昂貴，通常單次治療費用約在新台幣 800~1500 元不等，而且受到健保的強力打壓，因此在台灣還不普及，目前只有在少數的骨科、復健科診所，以及大部分的物理治療所有提供這樣的服務。

▼
相關影片：
用電腦不脖子痛的 3 個小訣竅

▼
相關影片：
如何調教手中的小老鼠？這樣用滑鼠才不會手痛脖子痛！

不過若是你的症狀已經拖延了1個月以上，卻久久不見改善，只能靠著吃止痛藥度日的話，建議還是得要去求助於徒手物理治療，才能獲得根本性的改善，也才能避免將來出現更嚴重的症狀。

❷ 嚴重期 痠痛範圍四、五級，或是有麻感者。

症狀 這邊指的是你的痠痛範圍已經傳到肩膀以下，或是有手麻症狀的患者，代表你的神經壓迫的比較深，症狀比較嚴重，難以自我復原。通常都是有長期肩頸痠痛的毛病一直沒有改善，而逐漸加劇所導致的。

此時期就算改變姿勢、做運動也難以有立即性的改善，只能維持住症狀避免惡化而已。但若是不改變姿勢的話，就有很大的可能性會讓神經被壓到壞死，導致**手臂肌肉萎縮**、甚至是**癱瘓**的嚴重問題！

嚴重期。自救法

目標 改變讓症狀惡化的壞姿勢，避免嚴重到一定得開刀的地步，並且尋求徒手物理治療來根治。

自救 ❶ 姿勢不改，10 年都不會好！

這時期改變姿勢都還是很有可能會痛會麻，但是不改姿勢的話症狀就一定會越來越嚴重！身體也不會有任何自我修復的可能，因此改變姿勢還是非常必要的！改變姿勢的原則和上一個輕微時期是相同的，但此時期更要避免任何會讓你手痛、手麻的姿勢，因為這都代表神經被壓到了，神經被壓到缺血太久，就會造成難以復原的損傷。

自救 ❷ 拉脖子沒用，就做徒手治療吧！

這個時期做熱敷、電療幾乎可以說是完全沒效果，頂多試試看拉脖子（頸椎牽引），有些個案拉了1、2個月就真的好了，但是復發的也不少。我的建

議是，如果你每次拉脖子都沒有覺得比較好的話，那也不必浪費時間去拉了，大部分的人做拉脖子都**不會好**（所以復健診所才總是這麼多人）。

這個時候建議直接做徒手治療，針對你神經被壓迫的位置，去把脖子上痙攣的肌肉給放鬆掉，並且把突出的椎間盤給慢慢的歸位，這些都是物理治療師可以透過徒手治療辦得到的事。

另外，這個時期非常忌諱去**整脊**！千萬不要想說去給人家喬一下，就會魔術般的全部都好起來了，這是非常危險的事。因為這個時間神經被壓迫的比較深，只要一個位置沒喬對，使得神經被重壓，**就是直接四肢全癱了！**過去新聞常報導給人整脊造成癱瘓的個案，大多都是手已經麻了還硬喬所造成的。

自救 ③　別急著想開刀，後遺症很多的！

頸椎開刀後有相當多的後遺症，除了術後的疤痕沾黏，會讓患者時不時就覺得痠痛外，手術後若是沒有改善姿勢，人工的椎間盤照樣會再次突出。就像開頭故事裡所提過的，有位患者花了20多萬自費換了個人工椎間盤，以為這樣就一勞永逸了，結果才隔了半年就把人工椎間盤弄到突出壓迫神經，只得再開刀一次。

而同一個地方開2次刀，會非常容易痠痛，預後也比較不好。因此手術絕對不是治療頸椎最好的方法，而是萬不得已之下的最後一項選擇。所以，什麼時候才需要開刀呢？

1　保守治療3個月無效。（包括拉脖子、徒手治療）
2　二隻手比起來，一隻手明顯比較細瘦，有肌肉萎縮的現象。
3　頻尿、大小便失禁，例如睡到一半時，常會需要起床小便，這代表神經壓迫極深。

如果你已經來到第五期，並且3點都符合的話，那就真的該考慮開刀一途了，但若是你只有**嚴重痠痛或手麻**的話，那麼你就還離開刀非常遠（雖然已經是第五期）。建議若是真的想要尋找開刀這個途徑的話，到大醫院找「**神經外科**」的醫生親自諮詢與檢查後，由他們替你判斷，才會最有保障唷！

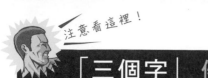

「三個字」。健康冷知識

❶ 到底該不該去整脊？

許多人若是有肩頸痠痛的問題，就想要去給人喬一下，帕一聲後症狀就改善許多。但你可能也看過很多報導說，整脊造成全身癱瘓或是中風，真的是相當可怕！但其實身為物理治療師的我們，有時候也是需要用到「整脊」這個手法的。所以到底該不該整脊呢？還有哪些情況下整脊會害你癱瘓呢？

其實你的脖子裡，有 2 個特別壓不得的組織！

第一個就是脊椎神經。若是你已經有手麻的症狀，就代表你的神經已經被壓得相當深了，這時候你又去給人家整脊的話，扭一下很有可能就讓神經被重壓導致壞死了！輕則手麻無力，重則全身癱瘓，所以有手麻的患者不建議整脊。

而第二個不能壓的組織，就是負責供應大腦血液的椎動脈。

有些人會因為意外事故，或是長期姿勢不良，而導致椎動脈變得狹窄，因此比較容易頭暈、腦血流量不足。此時若是再去給人整脊，往錯誤的方向扭一下，使得椎動脈被壓迫到，就會使得大腦缺血壞死，也就是所謂的腦中風。

雖然上面講得這麼恐怖，但實際上被扭了之後造成癱瘓、中風的情形，真的是少之又少，大不了喬完痛個幾天罷了。不過我個人是比較不偏好整脊的，雖然整脊完是真的能夠快速地放鬆肌肉，舒緩痠痛症狀，但許多文獻都顯示整脊僅能夠維持 30 分鐘的效用，肌肉馬上就又會再緊回去。

所以除了整脊之外，還要搭配頸部肌肉做按摩放鬆比較好。但由於每位患者緊繃的肌肉各有不同，要根據病史、症狀、解剖位置，去找出真正有問題的是哪條肌肉。因此假如你是要治病，而不是想圖一時的解脫而已的話，最好還是要去找物理治療師，做評估檢查與治療，才有辦法獲得最好的處理。

❷ 物理治療所和復健科、骨科診所，到底差在哪？

其實最主要的差別在於自費或健保。大多數由醫生開業的復健科、骨科診所，都只做健保業務，因此看完醫師、拿完藥，他們的物理治療師就不會再

另做評估了，而是直接熱敷、電療、牽引……等等，更不會做什麼徒手治療或運動訓練，因為這些要嘛不是健保不給付，不然就是需要花費太多時間，不符成本比例。

舉例來說，幫一位病人做完評估、徒手治療、運動訓練大概要花上15~20分鐘，這還算是症狀比較不嚴重的，也就是說1個小時能做完2~3位病人就非常有效率了！而在現在的健保制度下，1個小時內至少要看15~20位病人以上，如果每個病人都做評估的話，不但做不完，還會被病人和老闆罵。

不過，**物理治療師的評估和醫師的評估相當不同**，醫師看的是拍X光後，骨頭有沒有骨折、裂開的問題、適不適合開刀、該不該吃藥打止痛針？但物理治療師看的是日常生活中有哪些困難、哪些動作會讓你痠痛？到底是神經、肌肉、韌帶、還是骨頭的哪個部分出了問題？看得比較仔細。因此對於這類慢性疾病來說，比較找得出真正讓你痠痛不適的病因。

但在健保體制下，物理治療師用機器幫患者「**放鬆**」，並不真的具有甚麼療效。而大多數的患者也對於這些儀器抱有不合理的期待，認為熱敷、電療、牽引就能夠真正的根除疼痛，但連續做了數個月甚至半年後，還是沒有好，就開始對西醫的治療失去信心，開始到處找國術館以及各種偏方，卻只把自己的身體越弄越糟。其實診所裡的儀器，跟你們在家裡買的小電療機器、紅外線燈、按摩椅等等的功能是差不多的，都只是為了肌肉放鬆、促進血液循環而用，**根本不能叫做治療**。

因此這幾年有些充滿理想的物理治療師，為了能夠真正的發揮自己的專業，決定跳出健保體制自己開一間診所，也就是所謂的**物理治療所**，但礙於看診時間較久、較長的關係，所以大多是走中價位的自費治療方式，一次的平均價格從新台幣800~2000元上下的都有，看你症狀的嚴重程度而定。

如果你經濟上允許、或者你真的被病痛困擾太久了，我會建議你去找這些物理治療所看看，他們才會真的幫你做評估與物理治療，而不是光靠儀器做些類似按摩椅那種舒服一下子的處置，對病情才有幫助。

另外，若是你真的找不到一間合適的物理治療所，近年來也有不少復健科、骨科診所內開始推廣自費的物理治療項目，建議都可以去試試看。

相關影片：
整脊好嗎？真的會整出人命嗎？

頸部椎間盤突出

頸部椎間盤突出 懶人包

A. 高危險群	所有人都是，尤其有以下習慣者： **1.** 低頭族 & 駝背族。 **2.** 懶人坐姿族。 **3.** 甩頭族。 **4.** 歪頭族。 **5.** 高枕 / 低枕族。
B. 成因	因為長期駝背低頭，使得脖子肌肉緊繃、椎間盤移位，壓迫到神經所造成的。
C. 篩檢方法	**1.** 痠痛或是麻感，是從脖子一條線的傳下去到手部。 **2.** 脖子的動作會加劇不適感。
D. 疼痛與症狀	脖子痛、肩膀緊繃、背痛、肩膀痛、手臂痠痛、手麻、手的無力感，都可能是頸椎病所引起的。
E. 症狀輕微時期自救	**1.** 改變你的惡姿勢。 **2.** 頸部自療保健運動，自己救自己！ **3.** 儀器物理治療 V.S 徒手物理治療
F. 症狀嚴重者自救	**1.** 姿勢不改，10 年都不會好。 **2.** 拉脖子沒用，就做徒手治療吧！ **3.** 別急著開刀，後遺症很多的！

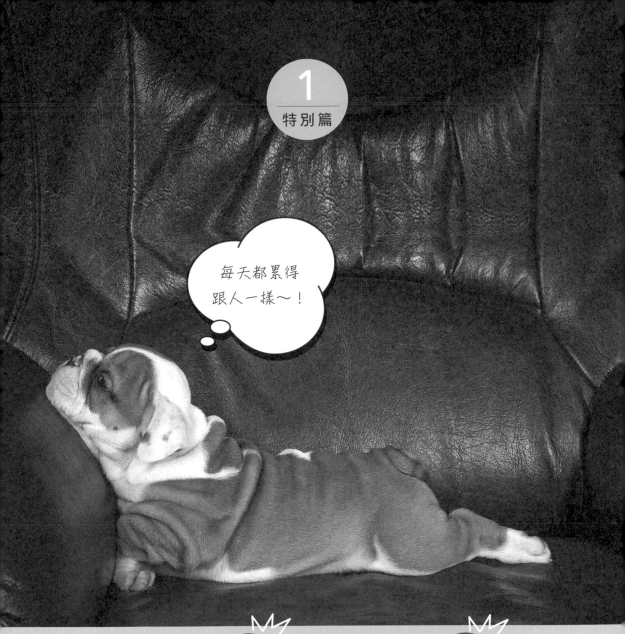

每天都累得
跟人一樣～！

側睡傷腰、趴睡傷頸…

▶▶▶ 到底怎麼睡才對？！

▶ 相關影片
起床反而更累？到底怎麼睡才對！

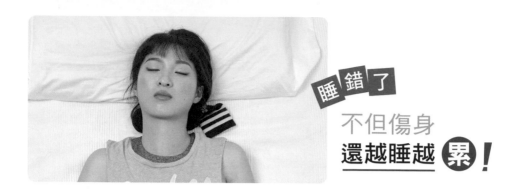

睡錯了
不但傷身
還越睡越 **累**！

我一直強調日常生活中姿勢的重要性，因為你只要要維持一個錯誤的姿勢太久，就會不知不覺的讓身體受傷。而我們每天都至少都會睡個6~8小時，就算你是爆肝達人，一天至少也要睡3、4個小時吧？因此睡覺的姿勢，也跟你的身體健康大有關係喔！

所以，到底怎麼睡才健康？

我知道大家睡著之後，都會翻來翻去，變成各種歪七扭八的怪姿勢，所以我們先不討論睡著了之後到底會發生什麼事？我把睡姿簡單分成：**正躺、側睡、趴睡**3種，其他歪七扭八的就不討論了。

其實，健康脊椎的大原則很簡單，只要保持身體的**兩邊平衡不歪斜**，就不容易產生問題，因此睡姿上建議是**正躺＞側睡＞趴睡**。（正躺最優，趴睡對身體最不好）。

 正 躺

保持身體朝上不歪向某一邊，這是最正統最有規矩的睡法，也是對脊椎最好的睡姿！在這樣的姿勢下，我們的身體與脊椎是最直、最對稱的，脊椎兩側的肌肉也不會因為特別出力而緊繃。

需要注意的是枕頭不要只有枕到後腦杓，而是要連脖子都一起枕到。而枕頭的高度因人而異，原則上就是躺下去時要保持脖子呈現水平或是略為向上的直線。

而就我自己的經驗來說，甚麼記憶枕、乳膠枕、太空枕、人體工學枕，或是那種一邊高一邊低的枕頭，都比不上一般的枕頭還耐睡。但枕頭的高度與舒適度非常因人而異，大家的脖子都不太一樣，這也是為什麼不同枕頭很難枕到讓每

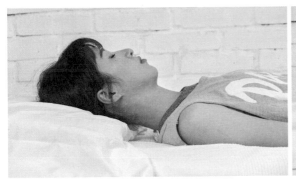

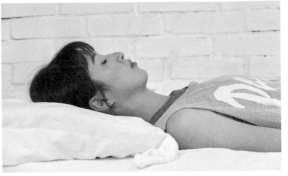

▲脖子懸空沒有支撐到，脖子的肌
　肉就是一直在出力著保持收縮。

▲正確的睡姿一定要把枕頭連同脖
　子一起枕到。

個人都覺得舒適，所以想要找到自己的「**真命天枕**」，還是要依循著上面提到的原則去慢慢找囉。

再來就是，床絕對不能太軟，寧願偏硬一點，因為太軟的話，你躺下去時身體就會整個陷進去，脊椎變彎，易造成椎間盤突出和脊椎肌肉緊繃。

至於床的軟硬度，你在壓床的時候，床陷下去2~3公分是差不多的，若是陷下去超過6~8公分甚至以上，像是躺沙發一樣，就絕對是太軟了！但也不能硬得跟地板一樣，完全不會陷下去也是不好的，這樣躺下去脊椎反而是反折的！

 側 睡

再來就是最多人喜歡的「**側睡**」，有些現在醫學理論說，右側睡時對於體內臟器的血液循環比較好，但今天要是以身體肌肉骨骼的角度來看的話，側睡反而容易造成痠痛，因為你的脊椎容易變得歪斜不正。

側睡與正躺最大的差邊就在於：**脖子的深度完全不同**。原本在正躺時剛剛好的枕頭，側睡時就絕對會變得太低，因為我們的頭到肩膀的距離是比較長的，因此側睡時的枕頭要比較高一點，才能夠維持側睡時頭不歪向某一邊，這也是為什麼正躺比側睡對於脊椎還要好的原因，但是不建議把枕頭對折墊高，那樣又太高了，還是要重新選擇一個比較高一點、適合側睡高度的枕頭。

有些家具賣場就有專門給側睡用的枕頭，若是你找不到好枕頭的話，也可以把手墊在枕頭下面試試看，不過我個人是覺得這樣睡久了手會麻，也是不太好。

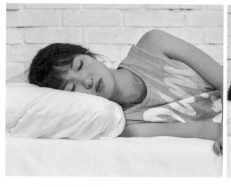

▲ 側睡時的枕頭要比較高一點。

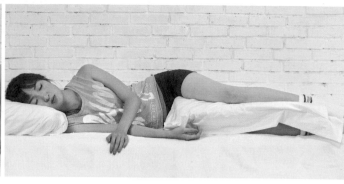

▲ 在雙腳之間最好夾一顆枕頭，以保持脊椎是直的。

另外，側睡時身體會彎向床面，對腰椎不好，久而久之容易引起**腰痛**的問題，所以建議在雙腳中間肩夾個枕頭，可以使得身體打直，保護腰椎。

睡姿 3 趴 睡

趴睡時雖然能夠維持脊椎保持一直線，但脖子一定要大大的歪向某一邊，不然你將無法呼吸，因此趴睡是**絕對不建議**的睡姿，對於脖子的負擔較大，也是**最傷身體的睡姿**。

長期趴睡的人通常會發現固定把頭轉向某一邊睡才舒服，這其實就是因為脖子兩邊的肌肉已經明顯不平衡了，甚至通常也會有頸椎偏向某一邊的問題，比較容易會有肩頸痠痛、落枕（**就是急性椎間盤突出**）的毛病。這其實是因為趴睡的時候，頭一定要轉向某一邊，會使得脖子單側的肌肉特別緊繃，甚至導致某幾節頸椎旋轉錯位，因此容易落枕。不過，如果有腰痛的人適合趴睡，趴睡可以幫助腰椎椎間盤歸位，但是對頸椎不好。

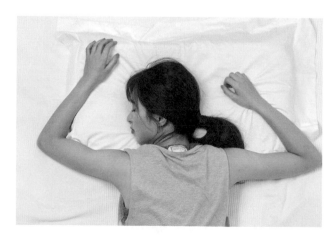

沙發上的7大自殘姿勢

相關影片：躺沙發椅很舒服？
其實它在慢慢傷害你的身體！

相關影片：怎麼坐才正確？

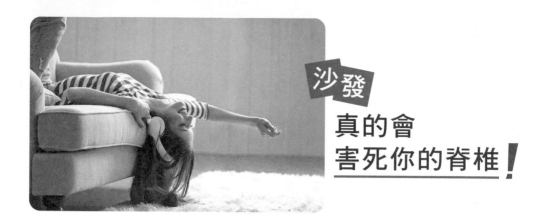

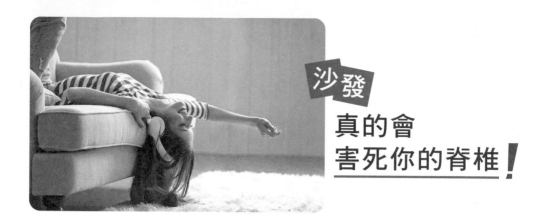

沙發
真的會
害死你的脊椎！

相信幾乎每個人家中的客廳，都會至少擺上一組沙發，好像沒有了這組沙發椅，客廳都不像客廳了。然而俗話說的好，客廳之所以放沙發椅，是要拿來給客人坐、待客用的，不是給你自己天天坐、天天躺在上面看電視的，沙發坐久了、躺久了，什麼脊椎病都跟著跑出來了！

沙發椅大都偏軟，只要你一坐下去，整個身體就會陷進沙發裡，使得脊椎變成彎曲的狀態，就像是你站著的時候身體前彎去搬東西、撿東西那樣，因此你坐在沙發上多久，就等於你彎著脖子、彎著腰多久，不管你怎麼挪、怎麼調、怎麼墊東西都一樣，長時間下來很容易造成**嚴重的椎間盤突出**。

之前曾經有位患者在過年連假時瘋狂追劇，一追就是整整 2 天躺在沙發上吃喝拉撒睡，完全不想起來，然而她不只斜躺在沙發上，還把頭靠在沙發扶手上撐著，因此她的頭也就這樣連續歪了整整 2 天。結果就是收假時發現自己嚴重手麻脖子硬、肩頸痠痛，根本沒辦法工作，才匆匆跑來就診，收拾自己在連假時搞出來的爛攤子，但從就醫到她完全恢復，足足花了整整 3 個月的時間，症狀還時不時的復發，完全不值得啊！

因此，能不坐沙發椅就別坐了，更別說是躺在沙發上睡覺！建議大家若是一定要在客廳中放一張沙發，那就放一張**硬的**沙發椅，有足夠的支撐力，不會說一坐下去就整個陷進去的那種，要不然就是把沙發椅擺著等客人用，自己坐在硬的椅子上，千萬別想說不坐浪費，把自己的脊椎賠進去的話，怎樣都不划算！

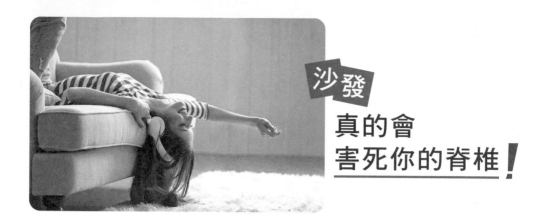

半躺半坐

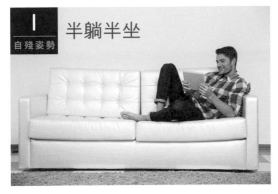

半躺半坐的姿勢雖然很舒服，但卻會讓身體的重心往後挪，使得整個上半身的重量通通都壓在**脊椎上**，而不是在**坐骨上**。換言之，你是用腰在坐，而不是用屁股在坐，久而久之當然容易使得腰部痠痛，甚至是病變。

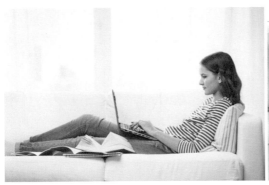

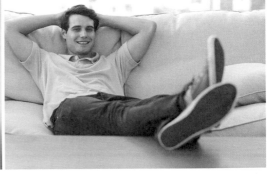

趴躺

不論是趴著用電腦、手機、看書、寫字、做任何事，長時間維持在這個姿勢下，雖然看起來很輕鬆，其實都是要脖子與背部的小肌肉用盡全力去撐住，久而久之，就會造成你背部的疲勞性痠痛。

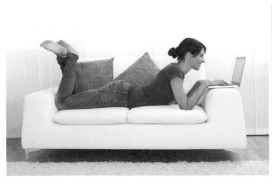

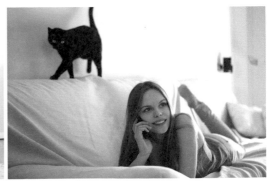

3 自殘姿勢 陷在軟沙發裡

身體放鬆的陷進沙發時，會使得你的整個脊椎都是彎著的，就容易造成椎間盤突出。另一個對身體的傷害跟半躺半坐一樣，我們整個上半身的重量，原本在坐得直挺挺時，是靠**坐骨**來支撐的，當你這樣陷進沙發時，重量就全部會壓在脊椎上面，**就像是你坐在脊椎上面一樣**，久了就會加速脊椎的磨損。

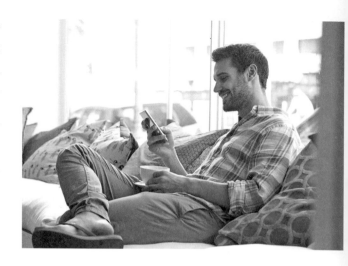

4 自殘姿勢 左倚右靠

左倚右靠這樣歪斜的姿勢，會使得單邊身體的肌肉是被延長的，另外一邊的肌肉是被縮短的，造成的問題就是一邊的肌肉特別緊繃，甚至太長的時間下來，會導致**功能性脊椎側彎**，照鏡子時會容易覺得自己的身體怎麼有點歪歪的？另外一點是，這樣雙邊極度不平衡的身體姿勢，也會使得椎間盤突出某一側。

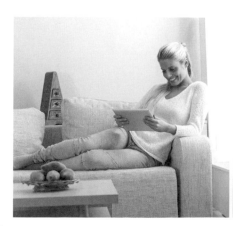
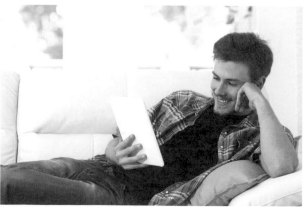

5
自殘姿勢
盤腿或屈膝而坐

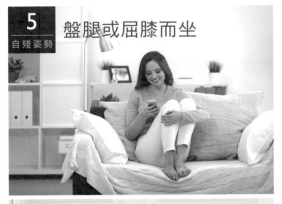

盤腿或屈膝的坐姿下，你的整個脊椎都會自然前彎，久了就容易導致頸椎與腰椎椎間盤突出，造成脊椎病變。除了喜歡坐沙發的人之外，**家裡沒有放椅子、喜好坐在地板上的人**，也常常會罹患脊椎病。

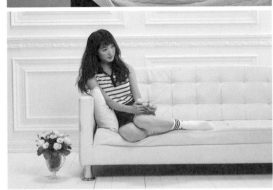

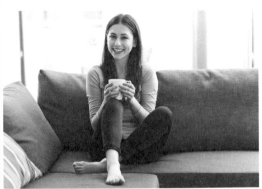

6
自殘姿勢
頭枕在沙發扶手

許多人都喜歡這樣靠在扶手上看電視，就像是枕在枕頭上一樣，但不一樣的是，扶手肯定太高了，這樣枕在上面時，頭就會是歪向一邊的，不用太久就會使得椎間盤開始突出，就算沒有馬上產生症狀，也會變得比較容易落枕，總是覺得肩頸緊繃。

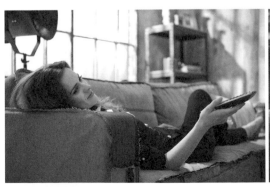

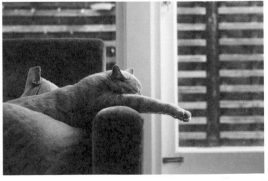

直接癱睡在沙發上

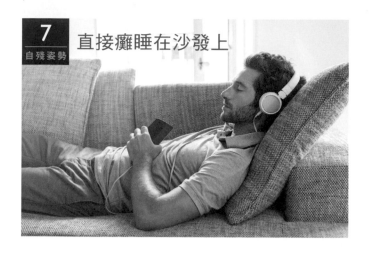

沙發太軟以至於一躺在上面，就會使得你的整個脊椎都是彎曲的，久了就會導致椎間盤突出，使得脊椎病變，雖然你覺得這樣很放鬆很舒服，**但卻是對脊椎的慢性自殺！**

這就像是偶爾喝個酒精飲料可以輕鬆一下，但你不能喝太多，否則對身體不好。躺沙發也是一樣，你可以偶爾坐在上面、躺在上面幾十分鐘，但是你不可以就這樣直接在上面睡覺，甚至度過一整天！

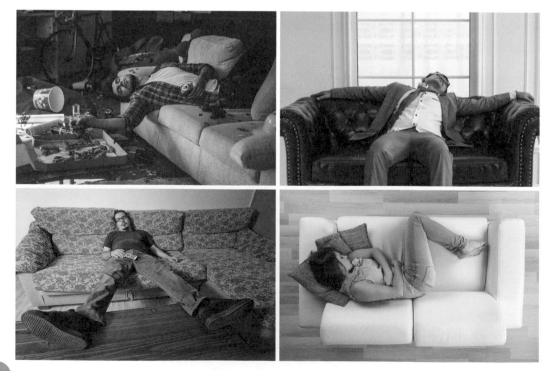

CHAPTER

2 肩夾擠症候群

其實你不知道：

它就是**手痛**、**肩痛**第1名！

常見度 ★★★☆☆

- 極度常見。

- 但許多患者都將肌腱炎誤判為五十肩，因此做了很多錯誤的處理，導致症狀越拖越久、越嚴重。

自癒力 ★★★☆☆

- 放著不管它，約2~4周後就會恢復正常。

- 不過由於患者通常都是工作中需要大量抬手、或是長期姿勢不良的人，讓肌腱反覆受傷、破洞，而演變成慢性疾病，將使得病程延長到3~6個月。

> 肩膀（部）拉傷、肩部肌腱炎、肌腱炎、肩部肌肉拉傷、肩部肌腱斷裂、肩部肌腱撕裂、肩部旋轉肌拉傷、肩部旋轉肌袖炎、肩部旋轉肌袖破裂、肩部鈣化性肌腱炎、旋轉肌腱炎、旋轉肌受傷、肩峰症候群、肩峰撞擊綜合症、棘上肌肌腱炎、旋轉肌群鈣化性肌腱炎、肩袖肌腱炎、旋轉環帶肌腱炎、肩峰下夾擠症。

相關影片：
一舉手就痛？你的肌肉被骨頭夾到了！

很多人都有經驗，為什麼我們的肩膀受傷總是特別難好？那是因為肩部肌腱發炎腫脹後，在我們活動到肩膀和上手臂時，肌腱都會被肩部的骨頭給夾擠到，因此每次總是快好了又被夾到腫起來！如此反反覆覆，就變成慢性的肩部拉傷和疼痛。

曾經有位阿姨，為了在擁擠的台北市區喬出一個機車位，而不慎拉傷了肩膀，想說放個幾天就會自己好，沒想到一放就是幾個月，一會兒好像好多了，沒多久又開始痛，一直沒完全好，只要家事多做一點、力氣出大一點，就會肩膀痠痛，過年大掃除擦完窗戶後，手更是痛到舉不起來，反反覆覆拖好久才來求助。

也因為這個病很容易在抬高手時被夾擠到，因此而得名：「**肩夾擠症候群**」，也就是一般人會俗稱的「肩部肌腱炎」、「肩部肌肉拉傷」……等。通常 20～50 歲、肩部使用較頻繁的青壯族群，最容易肩部肌腱受傷。凡是常常需要搬抬重物的人，例如搬家工人，或是需要長時間舉手寫黑板的教師族、投擲動作多的運動員、瘋狂練肌肉的健身族，以及工作中經常需要把手高舉過頭的每一個人……都是這項疾病的好發族群。除此之外，像是撐住突然倒下的機車、拉住突然暴衝的寵物等，也常會因為肩膀突然被用力拉扯，而導致肩夾擠症候群上身。

發病時，會在肩峰外前方發現明顯的壓痛點，而嚴重疼痛時，除了肩峰處有明顯的刺痛感之外，手臂幾乎是無力抬起、軟趴趴的像是廢了一樣！此外，在每天工作結束後或是睡覺之前，都會發現上手臂與手肘

處時不時的抽痛，但這些都是**傳導痛**假訊息，讓你容易誤以為手肘也有受傷，甚至忽略掉了原本肩膀的問題。

而症狀較緩和時，則會感覺肩部總是卡卡怪怪的，**某些抬手的動作會引發刺痛或是痠痛感**，甚至有細微的噠噠聲，這通常是因為肌腱正在與骨頭互相摩擦所產生的聲音。

由於肌腱是位於較深層的位置，因此外觀上不一定能夠看出來有發炎腫脹的情形，建議若是發現自己有上述情形，一定要避免去刻意抬高手、刺激疼痛部位、頻繁地讓噠噠聲跑出來，因為並不會有**把手硬是給抬高過去**，就不會再痛了這種奇蹟

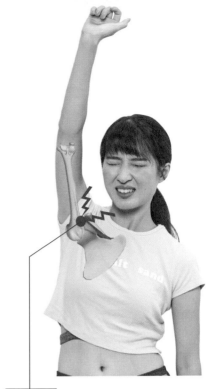

症狀❶ 將手舉高時，會夾擠到受傷的肌腱而導致疼痛。

發生！這些動作只會使得受傷的肌腱越破越大洞而已。

另外，也要避免疼痛的那隻手再繼續負重、抬重物，要盡量減輕手臂的負擔，讓肩部受傷的肌腱有時間好好休息、復原。

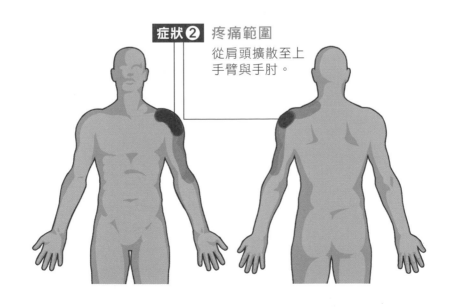

症狀❷ 疼痛範圍
從肩頭擴散至上手臂與手肘。

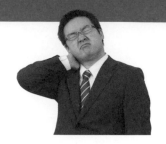

患者案例

它為什麼找上你?!

1 小健是位身高190的巨人型大學生,雖說大一剛入學時還不會打排球,但在校隊的魔鬼訓練下,僅僅大三的他就靠著絕佳的身高以及重砲式殺球成為校隊裡的主力戰將,有許多場比賽都是靠著他的殺球贏下決勝點。但就在大三升大四,真正要成為校隊裡呼風喚雨的老鳥時,他卻突然選擇退出校隊,因為他的肩膀已經痛到無法再殺下任何一顆球了!

2 蘇媽媽自己開了間早餐店,雖說手藝沒有特別好,但靠著她胖胖圓圓的身材與和藹可親的笑容,替店內累積了許多死忠的老客戶,然而隨著店內的客人日益增長,每次工作完一回家她就累得直接睡死在沙發上,長期下來不但變得有點駝背,而且原本身材就胖胖圓圓的,使得她看起來更像一顆球了。不過駝背後的蘇媽媽總是被肩痛困擾著,尤其在拿抬頭櫃的東西時,肩膀更是痛到不行,手似乎也越來越難抬高了。

3 小花是位喜歡狗的可愛女孩子,雖然身材瘦小但還是養了隻幾乎快比她大隻的拉不拉多犬「拉拉」。她喜歡下班後跟拉拉漫遊在黃昏的街道上,這樣就過得很愜意。不過,某天帶拉拉散步的過程中,不知道拉拉是看到前方有什麼東西而突然暴衝?硬是把小花往前拖了好幾公尺,之後小花才費盡全力將狗狗拉住,雖然沒跌倒也沒受傷,不過當下全身痠痛得不得了。沒想到,隔天一起床整個肩膀就又脹又痛,手完全抬不起來!連穿衣、洗澡都變得非常困難。

Q. 看完這3個故事,我想先請你們猜猜看,到底哪些動作容易害我們罹患肩夾擠症候群?

a. 擦窗戶　b. 吊單槓　c. 游泳　d. 投球

A. 以上皆是!

就是它！害你痛到像廢人

肩膀的肌肉雖然很多條，但有一條卻剛好走在骨頭間的小縫隙中，容易受到骨頭夾擠而受傷，只要骨頭排列出了點小狀況，例如：**長期駝背、肩部肌肉緊繃，碰撞受傷、甚至是先天構造上的狹窄**，都會讓你在反覆抬手的動作中，像是漆牆壁、擦窗戶、投球、游自由式、拿抬頭櫃的東西……等，夾擠到這條肌腱，結果就罹患了肩夾擠症候群，手一抬高就痛。

而這條苦命的肌肉就叫做脊上肌(Supraspinatus Tendon)，我們簡稱為S肌。雖然你過去都不認識它，但你肯定曾因為它而肩痛過，因為它比五十肩還常見！甚至有人明明只是肩夾擠症候群，卻被誤診為五十肩。

S肌橫躺於肩胛骨上緣，從肩膀後方、靠近脊椎的地方逐漸延伸向外，經過一個「狹小的隧道」後繞至肩部外緣，這個「狹小的隧道」可以分為二個部分，分別是做為「天花板」的肩胛骨，以及做為「地板」的上手臂骨，中間有S肌經過。

而每當我們將手臂抬高時，「天花板」與「地板」就會互相靠近，正常狀況下頂多只會靠近到非常接近S肌，並不會使S肌受傷，但這個「狹小的隧道」就像是件過於合身的衣服，平時雖然都好好的，但只要S肌一受傷發炎腫脹，就會在你抬高手時夾擠到S肌，而造成疼痛。

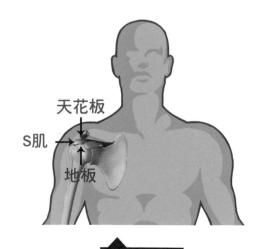

正面視角

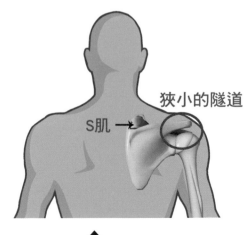

背面視角

肩夾擠症候群

小心！這3種人是高危險群

1 工作或運動中 常常需要反覆抬手者

　　當我們經常在做某些需要反覆舉手過頭的動作，例如：漆牆壁、擦窗戶、投球、錯誤的肩部重量訓練、拿高過頭部的東西……時，就會使得S肌在「狹小的隧道」裡反覆快速摩擦而發炎增厚，因此一抬高手就會夾到S肌產生疼痛，這就是第1則故事裡小健所遇到的問題。

　　我有一個病患兼好友阿德，從事理髮師5年，由於剪髮時總是需要**聳著肩、抬起手**，所以他一直都有肩痛的問題，而看起來最簡單的吹頭髮這件事，卻需要把手臂高高的舉起，其實最考驗肩膀的耐受度，而某年春節他每天的業績都爆量，錢賺得多肩膀也磨損的特別快，做完那幾天生意後，他肩膀痛到根本舉不起來，去檢查才知道，S肌已經嚴重到被磨出了一個大洞，一定要動手術把它縫起來。

2 長期駝背者

　　駝背的人會使得S肌所處的狹小通道變得更小、容易夾擠，因此只要手一抬高就會摩擦到S肌，長期下來導致罹患肩夾擠。你可以試試看在沒駝背時將手舉到最高，而後在駝背時再舉一次，會發現駝背

▶駝背和坐直時，將手舉高的高度比較。

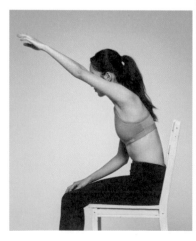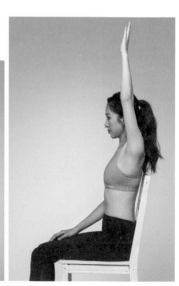

時手能上抬的高度減少很多，這就是因為S肌的空間變小的原因！

因此，常常駝背的人，就比較容易罹患肩夾擠症候群，尤其像是第2則故事裡的蘇媽媽那樣，駝背之下還要反覆舉手拿抬頭櫃的物品，十之八九都會肩膀痛！

3 肩膀肌肉
已經拉傷者

我們肩部有一組「旋轉肌群」，是負責肩部動作與穩定度的重要肌群，當你可以投球卻不會連手臂一起都丟出去，都是仰賴這組肌群的功勞。然而負責穩定度的旋轉肌群，只要突然受到外力的拉扯，例如：打籃球時被蓋火鍋、硬去拉住快掉落的重物，或者像第3則故事裡的小花一樣被拉拉拖著走時，都會使得旋轉肌群受傷。

而S肌正是旋轉肌群裡的其中一條，也是當你肩部肌肉拉傷時，最容易受傷的一條！所以才有許多人在肩部拉傷後手一舉高就痛，因為這時將會夾擠到受傷的S肌腱。

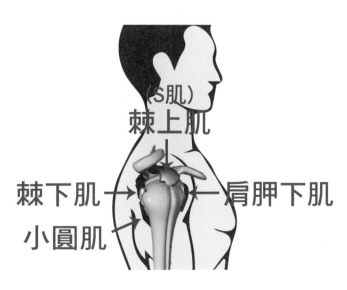

▲ 旋轉肌群由4條肌肉所組成，讓你能夠自由活動肩膀，
也同時負責在危急時保護肩膀，成為肩部的自然防護罩。

不要搞錯了！
到底是不是肩夾擠症候群？

測試 ❶
倒空罐測試

　　將你的手往前、往外伸直，然後大拇指朝下，做出像是要把罐子裡的水倒掉的動作，此時請另外一個人由上往下輕輕施力壓住你的手，而你要嘗試保持在原位不被壓下去。

　　在這個姿勢下只有S肌能夠出力動作，因此若是在測試中引起了肩部的不適或疼痛感、或是某一側特別的無力的話，就表示你的S肌已經受傷，甚至有肌腱撕裂的情形，這時候，你就很有可能是罹患肩夾擠症候群了。

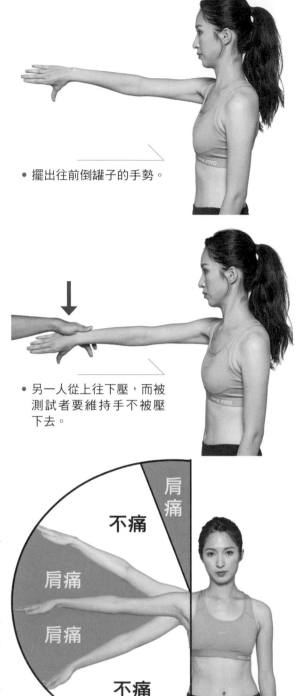

- 擺出往前倒罐子的手勢。

- 另一人從上往下壓，而被測試者要維持手不被壓下去。

測試 ❷
疼痛弧測試

　　將患側手側抬向上，若是在抬高的0~60度之間都不會疼痛，卻在60~120度之間會疼痛，但再抬高至120度以上卻又不會疼痛時，就代表你確實有肩夾擠的問題了！因為在側抬60~120度之間，是隧道最窄的時候，最容易夾擠到S肌。另外，在側抬至最高160~180度之間有肩痛的情形，也代表夾擠到S肌。

肩痛　不痛

肩痛

肩痛

不痛

疼痛弧測試

- 在手臂側抬 60~120 度之間，與 160~180 度之間都會疼痛，其他角度不會疼痛，就代表你已經有肩夾擠的問題了。

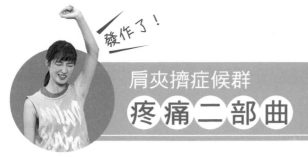

發作了！

肩夾擠症候群
疼痛二部曲

① 急性期 剛受傷的頭1~2天 or 慢性期間再次損傷。

症狀 這時的劇痛是由S肌嚴重發炎所引起的，通常都是因為短時間的過度使用，或是意外挫傷所導致。最麻煩的是，雖然是肩峰的肌腱受傷，但疼痛感卻會傳導至上手臂，甚至是手肘處。就曾經有位患者，也同樣是S肌受傷，但卻因為上手臂實在是太痠痛了，就一直去戳揉，硬是把上手臂給揉出了一塊大瘀青。

而這樣的劇痛大多只會持續個2、3天，但若是沒有適當處理，或在受傷後仍堅持忍痛繼續使用的，就有可能把劇痛時間延展至數個禮拜到數個月之久。

痛法 只要符合下列其中一項，就代表已經來到肩夾擠症候群的急性期了：

1 就連休息時也會明顯感覺到肩膀外側至手肘後外側一條線的抽痛，肩膀外側有明顯壓痛點。

2 手臂沒有力氣側抬，或是稍微側抬就會感到明顯疼痛。

3 晚上快睡著時，上面所說的一條線抽痛將會更明顯，讓許多患者痛到睡不著覺。

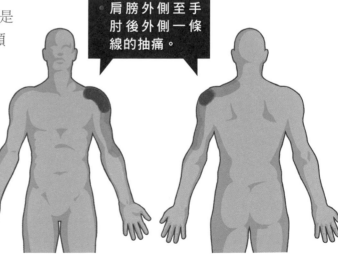

肩膀外側至手肘後外側一條線的抽痛。

急性期。自救法

目標 降低發炎反應、將急性期轉為慢性痠痛、消除強烈不適感。

自救 1 冰敷＋休息。

這個時期是剛受傷或病況復發，會產生劇烈的疼痛，應該立即在肩峰的前外側冰敷，降低S肌的損傷發炎，並且保持雙手放在身體兩側，因為這是最能讓肩膀肌肉放鬆的位置，也要避免再去做舉手、提重物、丟球……等等會引發疼痛的動作。

若是你在一開始受傷的急性期就做好適當的處理和冰敷，疼痛將會在1個禮拜內有明顯的改善，可望從急性期轉變為慢性痠痛、甚至不會再有任何的不適感。

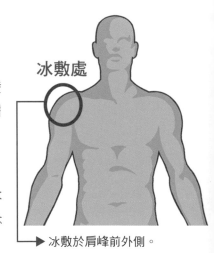

冰敷處

→ 冰敷於肩峰前外側。

自救 2 休息為上，止痛藥物備而不用。

肩部拉傷而去骨科、復健科診所求診時，除了會被轉至物理治療科之外，還會得到一帖「**止痛藥＋胃藥＋肌肉鬆弛劑**」這3種藥物綜合的固定藥單，早中晚各服用1次，或是施打自費止痛針。

但若能以冰敷消炎，就盡量先以冰敷＋休息代替吃藥，除非疼痛已經劇烈到嚴重影響工作、心情甚至是睡眠時，否則這些止痛藥物還是少碰為妙。因為長期靠著止痛藥來欺騙自己的身體，卻沒有好好休息和妥善照顧，肩痛的問題將會不斷復發，而且下一次復發將會比上一次更嚴重！

有問必答 急性期更痛，但為何不建議直接去找物理治療師徒手治療（推拿）？
要去徒手治療也是可以，但因為發炎的部位就像是流血的傷口，物理治療師能做的十分有限，所以他們的處理主要也是以消炎為主，等完全消炎後再去做更進一步的介入處理。

❷ 慢性期 急性期發炎好轉後 or 長期勞損所導致。

症狀 此時期的嚴重脹痛已經逐漸減緩，肩膀也不會說一動就痛得不得了。此時期的症狀不一定都會那麼明顯，因此這時候就可以用前面所說的倒空罐測試、疼痛弧測試來簡單的檢查一下。

痛法

1 肩膀在某些角度下才會有局部的刺痛感，尤其是在手抬高的過程中、手抬到最高的時候，以及手轉向背後時。

2 在使用到肩部時，會覺得肩頭周圍痠痛，並且相較於另外一側要更不靈活、有點卡卡怪怪的，像是被什麼東西黏住一樣。

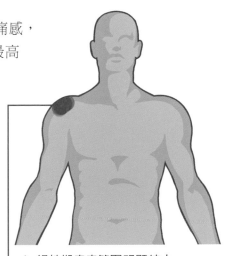

慢性期疼痛範圍明顯縮小，只有肩膀前外側痠痛。

慢性期。自救法

目標 去除 S 肌上沾黏、避免再次復發。

自救 ❶ 不刻意去做導致肩痛的動作、避免駝背。

由於慢性期的 S 肌還是有點輕微發炎，因此雖然平時都好好的，但仍會在某些特定的角度下受到刺激而疼痛，例如：游自由式時往側邊轉動肩膀、拿高處物品時把手高舉……都還是會夾擠到 S 肌而產生疼痛。

因此在慢性期時，雖然不必像急性期那樣小心翼翼的保護肩膀，但還是要避免會讓 S 肌再度受傷、疼痛的動作，以免又要再經歷一次急性期的痛苦過程！而若是有長期駝背習慣的患者，首先就是要改善駝背的姿勢，減少 S 肌被夾擠。

肩夾擠症候群

自救 2 ▶ 健保照超音波、物理治療去沾黏。

慢性期的S肌腱上，還是會發現有點局部沾黏的問題，這就像是表皮受傷時締結的疤痕組織一樣，如果長在表皮上還好，但長在深層肌腱上就會影響到組織的滑動了，導致我們在動作時感覺到異常疼痛和動作不順。

而健保的治療，大多是用超音波打入深層肌腱，來破壞內部的沾粘，但畢竟機器無法準確偵測到沾黏的部位在哪？有多深？因此總是效果有限。所以，若是超音波治療對你沒有太大幫助的話，建議你去找物理治療師，由他們評估與觸診找出確切的沾黏位置，並以按摩手法把沾黏部分給去除掉，這樣效果才會最好。

自救 3 ▶ 做「旋轉肌群訓練操」，形成保護罩、不再反覆發作。

S肌在受傷後會變得無力，進而讓肩關節不穩定、容易受傷，也更容易再發生肩夾擠的問題，這也就是為什麼肩痛患者總是不停復發而難以痊癒的關鍵！因此，在肩部疼痛緩解後，我們就應該趕緊來做點「旋轉肌群訓練操」，讓肩部重新形成自然的保護罩。

圖解示範 ▶ 旋轉肌群訓練操

1 背部後夾操

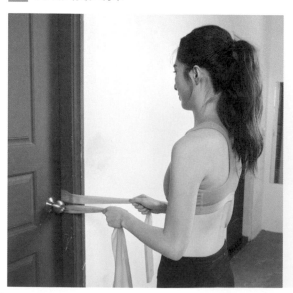

面對門站姿。

將彈力帶折一半，並將對折處夾於門縫中，身體保持挺直、手肘彎曲90度、雙手握住彈力帶的各一端。

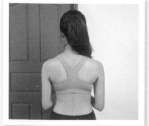

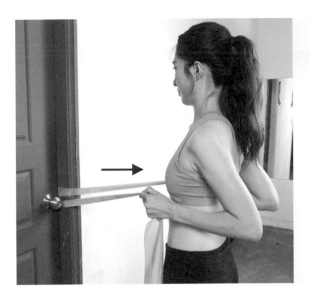

手臂往後拉伸彈力帶，並帶出二側肩夾骨往中間夾的動作，夾到感覺最緊的程度，稍作停留後回復原位。

想像肩夾骨中間有個寶特瓶，而你正試著用力將它夾扁。每天反覆練習30下。

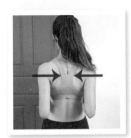

2 手臂內轉操

身體與門呈直角站姿。

將彈力帶一端夾於門縫中，身體挺直、手肘彎曲90度，並在手肘與身體中間夾一塊毛巾，手心朝內握住彈力帶。

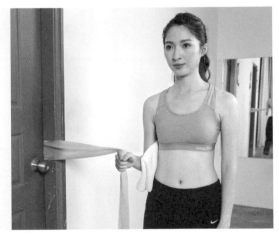

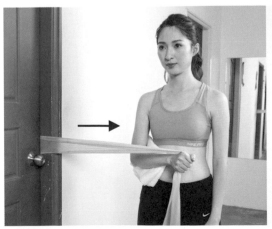

將彈力帶往身體內側拉，帶出手臂內轉。每天來回反覆30下。

注意：動作過程中要保持手肘夾住毛巾。

肩夾擠症候群

3 手臂外轉操

在上一個內轉操做完後直接向後轉，彈力帶位置不變，身體挺直、手肘彎曲90度，並在手肘與身體中間夾一塊毛巾，手心朝內握住彈力帶。

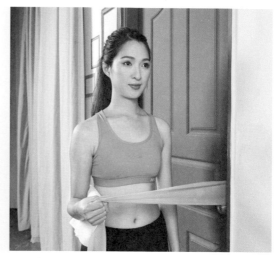

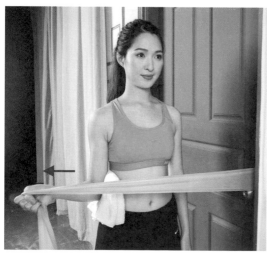

將彈力帶往外側拉，帶出手臂外轉。每天來回反覆30下。

注意：動作過程中要保持手肘夾住毛巾。

治療師 小提醒

1 以上3種運動每天都要各做30下，才能好好訓練到每一條旋轉肌。

2 注意！動作過程中都要保持手肘夾住毛巾。

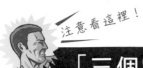

「三個字」。健康冷知識

❶ 喀喀聲 V.S. 噠噠聲

小心喔！如果你的身體常常會跑出一些聲音，一定要仔細看這一篇。

喀喀聲，是來自關節和關節之間的摩擦，比較大聲，旁人可能都聽得見，例如：折手指、轉脖子、挺起胸口、快速旋轉腰部時。一般來說，久久沒有活動關節而發出的喀喀聲，都是沒有問題的，但最怕的是有些人會在脖子與腰部緊繃時，刻意去快速旋轉頭部或腰部，來製造出喀喀聲，這樣就不太好了。

由於脊椎是一個較精密的關節，若是沒有在正確的位置下(整脊位置)，就做快速旋轉，容易使得原本位置正確的脊椎，**反而被轉成錯位的**，壓迫到血管與神經。就曾經有患者因為刻意去快速轉頭來喀喀喀，結果變得非常**容易頭暈**！檢查之後才發現他的頸椎位置跑掉，壓迫到椎動脈的空間，使得血液輸進腦部的流量變少，當然會暈眩。

另外一種是細微的**噠噠聲**，大多來自骨頭和肌肉的摩擦聲，只有自己感覺得到，旁人聽不見，像有些人手肘彎曲時、手腕旋轉時、膝蓋蹲下時、大腿在走動時，都有可能發出這類的聲音，而且不是久久才會發出一次的聲音，是幾乎每次動作時，都會發出這樣的聲音。

發出這樣的聲音，只要沒有痠痛感，或是其他任何異狀，都不太需要去特別理會，但如果是**肩部**就比較需要避免了，就如同前面所說的狹窄結構，使得骨頭與肌腱摩擦久了，容易產生受傷發炎的現象，如果肩部突然開始有細微噠噠聲，可以當成是**肩部問題的警訊**，最好是去讓物理治療師、醫師替你檢查看看。

還有另一種細微的噠噠聲，則是在頸部、腰部上特別容易見到，通常是脊椎韌帶過鬆，又或是腰椎有滑脫問題時會發生，比較像是骨頭與骨頭之間摩擦所產生的聲響。這類脊椎上所聽到的聲音，都要盡量避免故意摩擦讓它出現，因為摩擦久了，有可能加速**脊椎退化**的速度！

❷ 如何改善駝背？

現在你們都知道駝背的人容易罹患肩夾擠症候群了，而且只要你有駝背，那麼日常生活中任何需要用到肩膀的動作：手抬高、掃地、拿鍋子、抱小孩……等等，都比一般人更容易造成S肌的損傷、加重肩夾擠的症狀。

而改善駝背最簡單的方法，就是去「**靠牆壁**」！

做法

1 站姿、背貼牆壁時維持頭部、背部、臀部3點靠在牆上呈一直線。

2 建議每天靠牆壁15分鐘，練習打直自己的身體，也可以同時聽音樂、看電視輕鬆地做練習，並在離開牆壁後還是維持剛才的挺直感。

3 隨意練習在日常的坐姿之下，仍然能維持身體呈一直線。只要持之以恆的練習，就可以連在不去特別注意自己的姿勢時，都維持在身體挺直、神采奕奕的狀態。

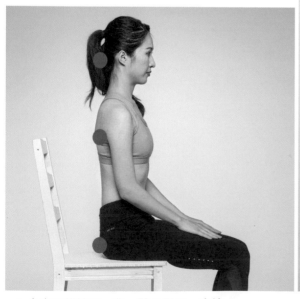

▲坐姿下維持頭、背、臀3點呈一直線。

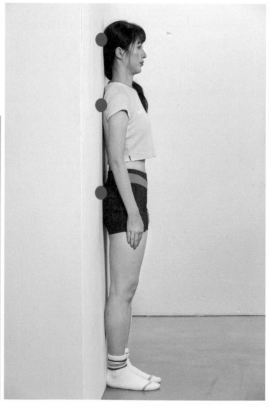

▲站姿、背貼牆壁，讓頭、背、臀3點呈一直線。

**❸ 肩膀不是只有S肌會拉傷，
但它是熱門受傷排行榜第1名！**

雖然我前面只提到S肌受傷，但實際上旋轉肌群的另外3條：脊下肌、小圓肌、肩胛下肌，也都會拉傷，甚至很多時候**不只1條肌肉拉傷**！不過，S肌受傷所造成的肩夾擠症候群，始終是在受傷排行榜第1名！

所以，若是你的肩膀疼痛、但是並沒有在前面的測試裡獲得解答，那麼就有可能是旋轉肌群裡的其他3條肌肉受傷了，趕快去找可信賴的復健科、骨科診所或是物理治療所幫你做檢查。

❹ 彈力帶怎麼選？

1 彈力帶的選擇，沒有男女之別。只要在網路上搜尋「**彈力帶**」、「**拉力帶**」、或「**皮拉提斯帶**」，都可以搜尋得到，它們都是彈力帶，有些運動用品店或瑜珈教室也有賣。

2 彈力帶依照顏色的不同，代表不同的厚度（重量），由薄（輕）到厚（重）依序為：黃色、紅色、綠色、藍色、黑色、銀色、金色。也就是說：顏色越深的，越厚。

3 一般人買黃色、紅色或綠色的就可以了，而若是操作時覺得太輕或太重，就只要把操作的彈力帶範圍放長或縮短即可。

4 彈力帶的價格大約落在NT$200~400元不等，不必買有握把的那種，只要單純的乳膠彈力帶就夠用了，而且這樣才方便用綁的就可以固定在各個角落做運動。

5 有在賣的廠商非常多，但其實都大同小異，我也不特別幫哪家廠商打廣告，只要不會脆弱到拉一拉就斷掉就可以了。

肩夾擠症候群

A. 高危險群	1. 20~50 歲，工作或運動中常需要反覆抬手者。 　 EX：油漆工、棒球員、錯誤的肩部重量訓練、拿高過頭部的東西、常寫黑板的老師。 2. 長期駝背者。 3. 肩部肌肉已經拉傷者。 　 EX：抬重物時不慎滑落、肩部重訓方式不正確、拉單槓。 4. 常需要搬抬重物者。 　 EX：搬家工人、狂練肌肉的健身魔人。
B. 成因	S 肌肌腱撕裂發炎、破洞
C. 篩檢方法	1. 倒空罐測試 2. 疼痛弧測試
D. 疼痛與症狀	1. 將手舉高時，會夾擠到受傷的肌腱導致疼痛。 2. 疼痛範圍從肩頭擴散至上手臂與手肘。 3. 就連休息時也會明顯感覺到肩膀外側至手肘後外側一條線的抽痛，肩膀外側有明顯的壓痛點。 4. 手臂沒有力氣側抬，或是稍微側抬就會感到明顯疼痛。 5. 晚上快睡著時，肩膀外側至手肘一條線的抽痛將會更明顯，讓許多患者痛到睡不著覺。
E. 急性期自救	1. 冰敷 + 休息。 2. 休息為上，止痛藥物備而不用。
F. 慢性期自救	1. 不要刻意去做導致肩痛的動作、避免駝背。 2. 健保超音波、徒手物理治療去沾黏。 3. 做「旋轉肌群訓練操」，形成保護罩、不再反覆發作。

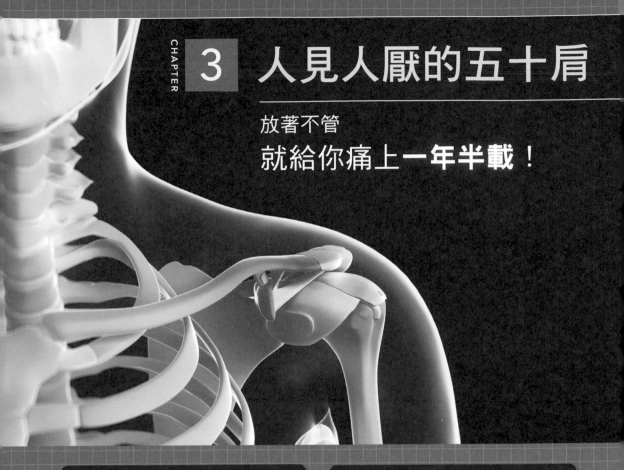

CHAPTER 3 人見人厭的五十肩

放著不管
就給你痛上**一年半載**！

常見度 ★★☆☆☆

- 雖然五十肩廣為人知，但真正罹患這個討人厭的疾病的人，其實是少之又少！

- 大部分認為自己罹患五十肩的人，其實都只是肩部肌肉、韌帶受損所導致的肩痛，甚至絕大部分都是罹患肩夾擠症候群。

- 但由於它實在是太容易記、又太容易跟其他肩痛混淆了，以至於每個人只要一肩痛都會先想到它！

自癒力 ★☆☆☆☆

- 五十肩與一般常見的骨骼肌肉疾病不同，不會說放個幾天就自己慢慢恢復正常。

- 其自然恢復時間約略是 1 年到 1 年半之間，但是因為處理不當而導致病情拖延至 2、3 年的也大有人在，因此它是個恢復速度極慢的疾病。

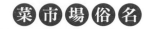

冰凍肩、肩周炎、肩關節囊炎、粘連性肩關節囊炎、肩凝炎、肩關節攣縮、沾黏性滑囊炎、黏著性被膜炎、凝肩、黏稠性包囊炎、沾黏性肩關節囊炎。

五十肩如同其名，它最常見於50歲左右的中年人身上，年齡是這個病痛非常重要的因素，因此20、30歲左右年輕人的肩痛，都不太可能會是五十肩所導致！

而五十肩會發生的原因，大多都是因為**肩部長時間過少活動**所導致，例如手術後的固定，或是肩部受傷後而過度保護而少活動、平常運動量過少的人……等等，除此之外，也有許多三高的中年患者，會不明原因的自發性罹患五十肩。

之前遇過一位患者，40多歲的陳先生，他的肩膀從沒受過傷，而且平常在辦公室除了打電腦、整理文件，偶爾要去喝酒應酬外，都不需要特別做什麼負重的工作，雖然算標準身材，卻還是有著三高的問題。

他某天睡覺時，突然發現側睡壓在左邊肩膀上時非常痠痛，但想說過幾天就會自己好起來，沒想到卻越來越痛，痛到他幾乎沒有心情工作，晚上睡覺只要翻身有稍微碰到左肩就會痛醒。結果就診時被診斷出是五十肩的問題，他滿臉疑惑，不明白到底前面做錯了什麼才會生這種病？但我們也只能告訴他，遇到了就是遇到了，有時候是沒有原因的，只能積極去面對。

五十肩在大多時候，都只有單側發病，而且通常是**非慣用**的那一手！（因為較少活動到）

五十肩在外觀上幾乎看不出來有任何的異狀，一開始發病時也不會有明顯的關節僵硬情形，肩部也只會隱隱作痛而已，但是隨著病況的加劇，疼痛與僵硬感將會越來越嚴重。到了中期，患者真的發現到的時候，通常都是抱怨睡覺翻身或側睡時，壓到患側而痛醒、或是稍微舉高手、手往背後伸去扣內衣、擦屁股……這些小動作都明顯受限，而且異常疼痛！此時就算沒動

到肩膀，整個肩部還是會脹痛、甚至連整隻手臂都會跟著脹痛。

嚴重發作來到劇痛期的患者，最怕別人碰到他的手臂，因為只要輕輕一碰，就會讓患者痛到快要哭出來！除此之外，晚上睡覺前肩部會開始明顯抽痛，常讓患者一整夜都睡不好，也因為一整天的脹痛與夜間抽痛睡不著，而讓許多患者因此變得悲觀憂鬱。

痛到像斷手
心情憂鬱、工作被迫停擺！

曾經有位50多歲的公務員，在肩膀受傷後意外多出了個五十肩的毛病，隨著他的病症來到劇痛期，他光是連上班通勤的走動，都會痛到冷汗直流。天氣稍微一變化，從脖子、肩胛骨、到整隻手臂都會跟著痠痛。晚上睡覺時，他索性睡在單人椅上把自己給固定住，才能安心入睡，但一天能睡個3、4個小時，就已經算多的了。

他雖然靠著止痛藥勉強度日，但生活上各種不方便，像是**斷了一隻手**般，卻又要承受著那隻手給予的劇痛感。而且每天都沒有睡飽，使得他的脾氣變得很差，他原本是個很樂觀的人，總是嘻皮笑臉的喜歡開玩笑，但自從生了這個病之後，就不怎麼笑得出來了，每天都非常憂鬱，動不動就會對同事、家人亂發脾氣，大家也因此對他敬而遠之，後來只好決定先暫停工作1年，好好的去養病。

雖然五十肩只要撐過1、2年，自己就會慢慢好起來，疼痛將會有明顯的改善，但是肩部僵硬就沒這麼容易好了，若是整個發病過程沒有持續活動肩關節、去除內部沾黏，以後肩膀還是會一樣僵硬，甚至有可能**同一側罹患2次以上**！因此，50歲左右的人，肩部即使受傷也一定要有適當的運動，保持活動力，避免罹患五十肩。

如果發現自己不幸已經有了五十肩，一定要有長期抗戰的心理準備，因為目前為止還是沒有任何一種方法或手術，可以直接解決這個疾病！坊間有許多偏方，教你如何自己扭肩膀、傳說只要用力一次把僵硬的肩膀給扭開，五十肩就會好了，其實這是件非常錯誤又危險的事情！通常以為扭開了，其實卻是把**肌腱給弄斷了**。

有一個患者就是這樣，她來就診前就先去嘗試過民俗療法，那邊聲稱這種五十肩，只要去給他扭個3、4次，很快就會好起來，沒想到卻扭越腫、越扭越不能動。最後來找我時，除了五十肩的問題外，還因為前面被扭了好幾下，多出了肌肉拉傷發炎的問題，變得非常棘手。

五十肩最討厭的就是，它是個需要「**長期抗戰**」的疾病、一定得走完「**痛苦三時期**」，沒有更快的方法！什麼氣功、貼藥布、喝藥酒，都是騙人的幌子。而打針、吃藥、低周波電療，也只能降低疼痛，無法真正解決關節囊沾黏問題，都是治標不治本。

比較理想的治療方法，就是找物理治療師做徒手關節鬆動療法，並且多做**自救運動**，這樣才有可能把原本1、2年的病程縮短在幾個月內就痊癒！

而止痛藥物可以使用，但使用後趁它不痛時更應該繼續運動，若是不痛了就懶得再去理它、以為五十肩已經好了而放著不管，那麼藥效退了之後症狀將會更嚴重。

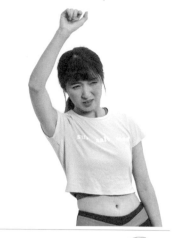

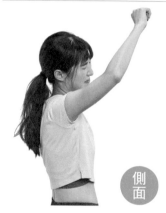

側面

症狀 ❶

手難以舉高，因此患者在舉手時，都會將身體歪向一邊代償，讓手可以再抬得更高一點。

症狀 ❷

疼痛範圍

雖然看起來跟上一章肩夾擠的症狀很類似，但疼痛範圍比肩夾擠傳得更廣，**最高會到頸部、最低可以到手腕。**

另外，若是平時只要被人輕輕碰到或撞到患側手的任何一個部位，就會整個痛到快要哭出來！也是五十肩患者的典型症狀。

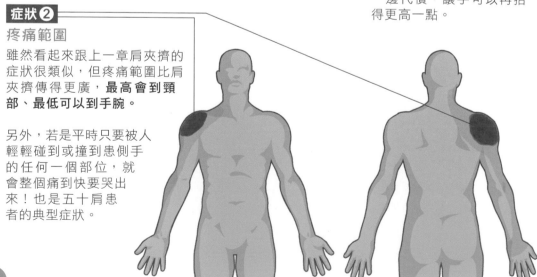

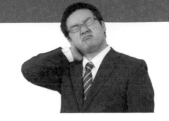

它為什麼找上你?!

1 陳伯雖然頭頂著稀疏頭髮與微亮頭皮,像是一位中年不得志的禿頭老爹,不過實際上的他卻是一位活躍於業餘網球界的運動健將,靠著多變的球路與不輸年輕人的體力而聞名。但在某場激烈比賽後,他的肩膀莫名發炎得厲害,讓他一揮拍就疼痛不已,甚至連舉個手都有困難。但即使如此,他還是常手癢偷偷去揮個幾球,讓原本快好的肩膀又隱隱作痛了起來,幾個禮拜過去了,肩痛情況一直都沒好轉,因此物理治療師警告他,若是再不乖乖休息讓肩膀恢復到可以自由活動的程度,不久後就會演變成五十肩!那沒有熬過個1年半載等它自動復原,都不可能再打網球了。

2 阿玲姊是位盡責的保險業務員,只要客戶有意外事故,她都會第一時間飛車趕到現場,探訪並協助完成所有保險相關手續,讓客戶住院時沒有金錢壓力。對她來說保險業不是1人拉1人的老鼠會,而是真正能幫助到人的工作。然而就在某次趕場的過程中,阿玲姊走太快不慎被矮欄杆絆倒,她反射性地用一隻手撐住全身,結果當下她聽到「啪」的一聲,她的反射動作竟然把前手臂給撐斷、骨折了!

此後的2個月,她的手被石膏與三角巾固定著,而她也細心呵護自己的斷手希望能快快復原,沒想到石膏與三角巾一拆下來才發現,她的肩膀竟然一動就痛,她不明白為何摔斷的是手臂,但有後遺症的卻是肩膀?!

3 身材胖胖的滿月姨,是標準三高的優質中年婦女,哪三高?血壓高、血糖高、血脂高。平時不愛運動,最大的喜好就是躺在沙發上聽電視機的聲音聽到睡著,是個標準的沙發馬鈴薯,因此身體一直都不太好。而除了腰痠背痛外,最近明明沒有發生什麼特別的意外,卻莫名其妙地開始肩膀痛了起來,而且手的動作總是卡卡的,連梳頭髮與扣內衣都完全沒辦法,肩膀硬得跟石頭一樣。最令她煩惱的是,明明沒做什麼,都有好好休息,肩膀卻仍然一天比一天更痛,一個輕微的動作都會讓滿月姨痛到叫出來!

Q. 請問:五十肩是肩膀的哪個組織出了問題呢?

a.最外層的皮膚　　b.皮膚下的肌肉

c.負責控制肩膀動作的神經　　d.內層包覆住肩關節的關節囊

A. 應該不難吧?因為前面就已經有寫到了,不過如果沒仔細看書的讀者,可能會以為是B或C,但答案其實是D:關節囊!

拍打、敲擊
對付沾黏完全無效！

五十肩是如此廣為人知，好像家家戶戶都一定會有位長輩**五十肩ing**，但大家真的都認識這個討人厭的疾病嗎？五十肩的醫學正式名稱為**沾黏性肩關節囊炎**，所以你去給人家拼命按揉、拍打、敲擊你的肩膀通通都沒用！因為最內部的關節囊沾黏才是最主要的問題，那麼，到底什麼是關節囊？為什麼它會發炎和沾黏呢？

我們的肩關節構造很單純，就是上手臂骨插進肩胛骨的凹坑內，而所謂的關節囊，其實就包覆在肩胛骨的凹坑周圍，讓肩膀構造更穩定些，讓你不會甩一甩手，就把肩膀給甩出去、甩脫臼了。

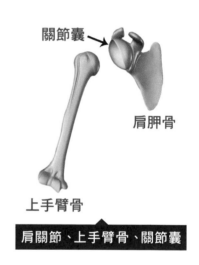

而關節囊是個極具彈性的組織，但特別的是它本身並沒有血管提供養分，主要靠著肩膀活動時，一點一滴的把養分擠進關節囊內。也因此那些太久沒有動肩膀的人，會因為關節囊缺乏養分，而有更高的機率使其發炎，變成五十肩。

肩關節、上手臂骨、關節囊

不愛運動
小心肩膀被黏住！

正因為關節囊要動才有養分的特殊情況，使得肩膀若是平時缺乏運動的話，就比較容易產生關節囊沾黏、發炎的問題。所以患者們遇到五十肩最常說的就是：「我沒有特別做什麼，就突然自己痛起來了？」其實正因為**什麼都沒做**，才反而更容易罹患五十肩！

經過臨床統計發現，年紀在40~60歲的女性，再加上患有三高的內分泌疾病，例如：糖尿病、高血壓、高血脂……的人，罹患五十肩的機率明顯高很多！就像是第3則故事裡的滿月姨那樣。因此若是妳已經超過40歲，又符合前述的危險因子，就應該避免讓自己的肩膀長期缺少活動。

另外，曾經撞擊受傷，或是運動傷害久久不癒，使得你的肩膀有一段時間都不能好好使用，也是造成五十肩的常見原因。在第1、2則故事裡的陳伯與阿玲姊，就是這樣的例子。

至於為什麼只在40~60歲的人身上發生、而年輕人幾乎不會得這種病呢？有的學者認為是因為年紀越大、肩部血液循環變越差，也有學者認為是因為肩部神經病變所導致，但事實上，目前醫界還沒有找出一個非常確切的原因，只能盡量列出會發生五十肩的危險因子，來讓大家防範。

小心！這5種人是高危險群

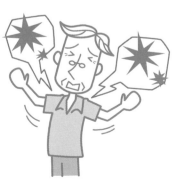

1 | 好發於40~60歲的中年人，
且女性發生的比率比男性高出1倍！

2 | 有糖尿病、高血壓、高血脂的三高患者，
或是甲狀腺失調的人，都有較大的機會罹患五十肩。

3 | 長期肩部少動或不動者，
例如：受傷後、手術後、長期臥床者、不愛運動的人，
發生五十肩的機率很高。

4 | 肩部的旋轉肌群或韌帶受傷發炎的人，
若是疾病拖延過久，有很大的機會演變成五十肩。

5 | 單側得過五十肩的患者，
有很大的機會在另一側也罹患五十肩。

小動作讓你少痛2年，高危險群都有救！

　　慘了！看完五十肩的5大高危險群，你發覺自己竟然中了好幾個，根本就是超高危險群，該怎麼辦呢？難道只能被動地等待五十肩上身嗎？還是賭一下運氣看會不會那麼倒楣？

　　不用那麼悲觀！其實絕大多數的人都不會得五十肩，但若是你真的很緊張，不想碰運氣，看自己到底是不是那個得了五十肩的倒楣鬼的話，就每天都做我下面要教你們的超簡單《肩部保養操》，隨時保持肩關節的活動度，讓你即使遇到了，也能夠迅速脫身囉。

圖解示範 〔肩部保養操〕

1 關節囊伸展運動

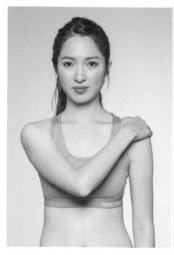
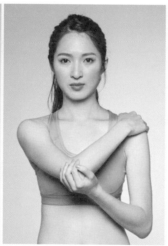

以右手為例，右手輕抓著左側肩膀。

左手抓著右側手肘預備。

左手將右手手肘往左肩的方向壓、推，到稍感緊繃的程度，身體可以微微帶向往左側旋轉30度、或是保留不動均可。

停留5秒伸展肩關節，就回復原位。建議每天兩側肩膀各做30回。

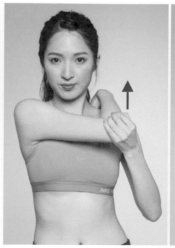
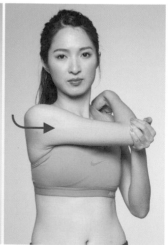

2 坐姿夾背操

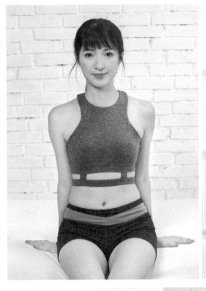
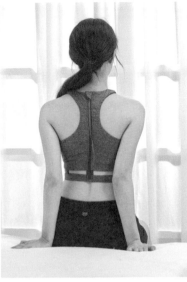

坐姿（坐於床上或椅子上均可），雙手撐於身體兩側偏後的位置。

肩胛骨往後夾到底，並停留3秒，之後放鬆回到原位，每天反覆練習30回。

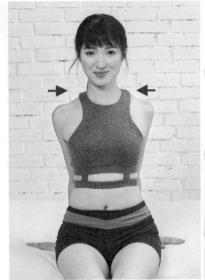
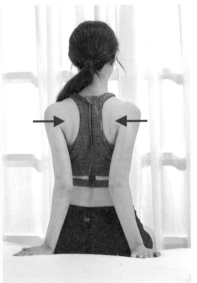

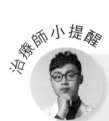

治療師 小提醒

1 建議想要確實好好保養肩膀，以免日後罹患五十肩的讀者，這2種運動最好每天都做滿30回！

2 但如果真的時間有限，第1項的**關節囊伸展運動一定要做**，因為這個運動能夠伸展到關節囊最少被活動到、也最容易沾黏的部分。所以不論是出門在外，還是在家休息時，只要一想到就做個幾下吧。

五十肩

不要搞錯了！到底是不是五十肩？

測試 投降測試

　　這個簡單的測試，能夠幫助你大略地判斷自己到底是不是罹患了五十肩？

　　雙手手肘彎曲90度，並且同時往外打開，做出舉手投降的姿勢，若是罹患五十肩的患者，會發現患側手與好側手相比，動作明顯受限，好像是卡住一樣無法舉直、舉到底，而且會感到疼痛。

● 正常的投降姿勢。

　　由於五十肩患者在關節囊後側的沾黏特別明顯，而舉手投降的姿勢正好需要讓骨頭滑過後側關節囊，因此若是有五十肩的人在做投降動作時，就會因為骨頭滑不過後側關節囊，而感覺像是卡住一樣，怎麼舉都舉不起來。

● 五十肩的投降姿勢。

● 若是患側手完全無法做出這個動作，或是能夠勉強做出，但明顯比另一側還要緊繃的話，就代表你的問題可能是五十肩所引起的囉。

　　五十肩最常跟上一章介紹的肩夾擠症候群搞混，然而前者是關節囊沾黏發炎，後者卻是肌腱發炎，病因不一樣，處理上也大相逕庭。就曾經有位患者，因為手舉不起來，因此被診斷成五十肩，除了建議他打針吃藥外，還被衛教每天都要練習舉手100次，不然以後手會越來越舉不起來。

　　患者也沒有想太多，就每天舉手舉100下，早上舉晚上也舉，非常認真，沒想到過了1個月後，卻反而越來越痛，他耐心地又做了1個月，卻還是完全沒有改善的跡象，他就換一家診所試試看。

　　沒想到另外一家診所告訴他，這不是五十肩，其實是肌肉發炎引起的肩夾擠症候群，你每次舉手都會夾到發炎的肌肉，所以才會越來越痛。結果他在這家診所，跟著物理治療師的徒手治療，以及自己回家做點肌力訓練，只花了1個月的時間，肩膀就又能舉起來了。所以診斷對不對、到底有沒有找到問題的核心？才是治病的關鍵。

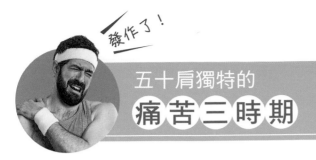

發作了！

五十肩獨特的
痛苦三時期

❶ 發病期 　一開始肩關節因為長期少動或受傷，而逐漸產生關節囊內的發炎反應。

五十肩非常難纏，至少需要1~2年的時間才能恢復正常，而且因為它實在是太特別了，所以它發病的過程並不像其他疾病一樣，被簡單的分為急性期與慢性期2個時期而已，而是依照它特有的症狀的變化，細分成**發病期、劇痛期、恢復期**。

在一開始發病期的階段，是你的**黃金機會**，這個時期處理得好，劇痛期可以縮短數個月！反之若是沒有好好處理的話，就會讓劇痛期拖得更長、更痛不欲生。

症狀 　這時期的特色是：肩膀的疼痛感逐漸上升，活動度逐漸下降，因此患者肩膀越痛就越不敢動，越不敢動就沾黏得越嚴重，使得五十肩一天一天地惡化。這段期間由於沾黏的情形不是那麼明顯，所以投降測試不一定能測得出來。

痛法 　**1** 肩膀後側局部疼痛，但只有在某些特定動作下會被誘發出來，平時放著休息時是不會痛的。

2 無法側睡於患側，只要壓迫到患側肩膀就會痠痛難耐。

3 肩膀有逐漸變得僵硬難動的現象。

發病期。自救法

目標 縮短痛苦三時期、避免更大面積的沾粘。

自救 ❶ 處理得好，痛苦少！

這個時期的五十肩最容易和肩夾擠症候群混淆，肩膀僵硬和疼痛的情形也還沒那麼明顯，因此建議讀者若是不確定自己到底是肌腱發炎，還是五十肩，那最好還是趕緊去找專業的醫師或物理治療師檢查一下，讓他替你做些簡單的小篩檢，才不會把小病誤認成大病，在那邊窮緊張。

由於整個疼痛與僵硬的問題還沒那麼明顯，因此這個時期要好好把握住、提早處理，跟著下面我教你們的運動一起做，不要因為還沒那麼痛就偷懶，這樣在下一期「劇痛期」來臨時，疼痛感才不會那麼劇烈、僵硬感也會比較緩和，整個三期走完也才能夠完全復原得跟新的一樣！

圖解示範 [發病期自救運動]

1 鐘擺運動

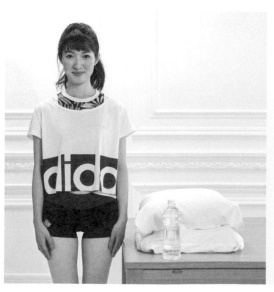

準備一瓶重量約 600c.c.的礦泉水（超商賣的中瓶或小瓶寶特瓶礦泉水、飲料即可），找一張桌子，用2~3個枕頭墊高至肚臍左右的位置。

ps.枕頭墊高的高度，依個人身高而定，通常我會建議墊高至肚臍上方約略10cm的位置，太低的話，膝蓋就要蹲更多，重點是高度要剛好，做到盡量不要彎腰才是正確的！

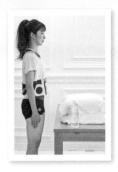

面對桌子站直，
離桌子約半步的
距離。

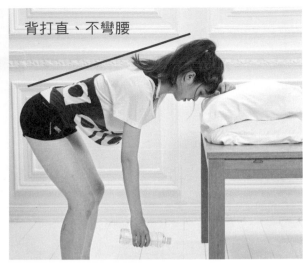

背打直、不彎腰

身體前彎、膝蓋微蹲，並用另一隻手
墊著額頭趴於枕頭上，讓患側手握著
礦泉水，並且放鬆地懸於空中。

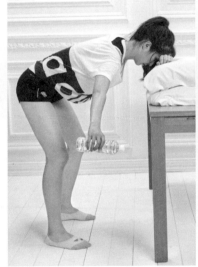

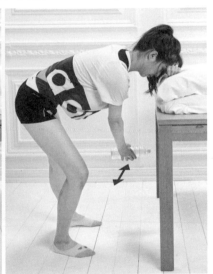

身體自然地左右搖
擺，讓拿水瓶的手臂
像是時鐘的鐘擺一樣
輕輕來回晃動。

動作時重心在兩腳間
交替，由身體的動作
來帶動手的擺動、手
不出力。每天練習來
回100下。

治療師 小提醒

1 鐘擺運動是藉由水瓶的重量將關節囊自然拉開、再做運動，除了可以大範圍的破除沾黏之外，還能夠減輕運動時的不適感，因此不論你的症狀在哪一期，都很適合做，只是要特別注意，晃動手臂的力量是來自於身體的搖擺，手不能出力，若是以手臂出力來甩動，不僅效果不彰還有可能使得肌腱拉傷。

2 盡量以「彎膝蓋」代替「彎腰」，否則沒做個幾次就變成要去看腰了！

3 若是水瓶的重量不夠，可以改拿啞鈴來代替也比較好握，男性拿大約3~5公斤，女性拿大約2~3公斤。而重量因人而異，看自己的身材與手臂的粗壯程度去斟酌，但最好別超過5公斤，拿太重的啞鈴來甩反而會拉傷肩膀。

1

面對牆壁站姿，離牆壁約一隻手臂微彎的距離，以食指、中指、無名指像是爬樓梯一樣往上爬。

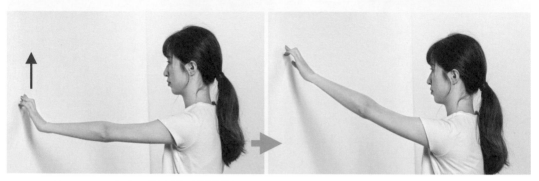

到達肩膀能忍受的最大高度時，就將手掌打開平貼牆面，將身體往前傾藉此拉伸關節囊，停留5秒。

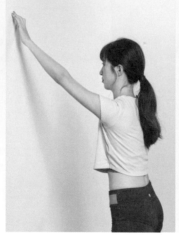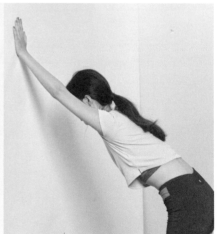

隨後再以3指爬下回到原位，每天反覆練習30回。

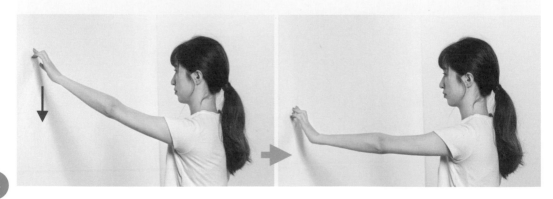

自救 ② 自救運動 + 徒手物理治療，雙管齊下。

五十肩是個需要長期抗戰的疾病，不論是哪一種治療方法，都只能讓五十肩的痛苦三時期縮短、疼痛變少、活動度增加，在走完三時期之前，無法完全治癒。

因此，若是早期發現罹患五十肩，則除了做書中所教的自救運動之外，建議盡早去找物理治療師定期做徒手關節鬆動，針對沾黏特別嚴重的區塊加強處理，並且由他替你觀察現在走到哪一期了？以及有哪些是你該特別注意的事項？

② 劇痛期 關節囊劇烈發炎，使得整個肩關節像是被強力膠黏死了般，一動也不動。

症狀 當患者已經痛到無以復加，肩膀幾乎完全動彈不得時，就代你的表病情已經來到了恐怖的劇痛期。

到了這個時期其實也不算是壞事，因為接卜來的狀況不會更糟了，只會逐漸好轉。患者此時最常抱怨就是：隨便動到都會痛到飆淚、無法自主洗頭、扣內衣甚至是擦屁股，生活幾乎無法自理。除此之外，嚴重的發炎反應除了會讓患者無法側睡在患側外，還會產生「**夜間痛**」，讓你快要睡著時又被痛醒，這樣又痛又不能睡，真的會逼死許多人。

痛法
1. 痠痛感不只在肩膀周圍，依照發炎的嚴重程度而越傳越遠，從肩膀、肩胛骨，到整隻手臂與手指，都是可能疼痛的範圍。

2. 只要推到或是碰撞到患側手，有可能痛到飆淚叫出來！

3. 會有「夜間痛」的症狀，也就是在快睡著之際疼痛會更加劇。

4. 無法側睡於患側，有些較嚴重的患者連正睡都難以入眠，只能坐著睡覺。

5. 除了手抬不高，無法梳頭洗頭外，大部分患者也無法將手背到後面，因此無法自己扣內衣、擦屁股、後背抓癢、綁頭髮、穿衣……等，一些簡單的生活瑣事都會倍覺痛苦或困難。

劇痛期。自救法

目標 疼痛控制、持續運動、破除沾黏。

自救 ➊ 止痛藥服用後,積極做五十肩運動 + 物理治療。

這段時期通常冰敷止痛的效果不夠,需要止痛藥物才能舒服的度過一天、減低肩部的疼痛感。但這並不代表說吃完藥就沒事了,止痛藥效過了症狀就會馬上回來!尤其有些人過度依賴止痛藥,稍微痛起來就吃,藥量越用越大,完全沒有針對五十肩的問題去處理,這樣不僅會拖延病情,在痛苦三時期都走完之後,肩部仍然會僵硬難動,預後很差。

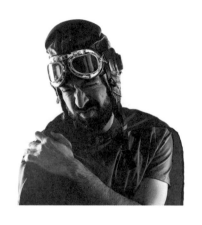

因此,這段時期吃完止痛藥之後,還是要自主做些緩和的五十肩運動,並且找你的物理治療師繼續幫你做徒手關節鬆動。

而雖然徒手物理治療的費用較高且費時較長,但對於五十肩的患者是絕對必須的,因為自主做運動能牽拉到的關節角度非常有限,但是物理治療師可以協助你鬆開節最有問題、卡得最死的部分,把關節內沾黏得最緊的部分給弄開,這樣處理的效果才會最好。

如果不去找物理治療師,只靠自己在家裡做運動的話其實也可以,只是比較容易因為怕痛而不敢繼續做下去,同時也比較容易怠惰,想說痛就休息好了,反而讓關節囊沾黏得越來越嚴重,到最後一個「恢復期」時,卡卡的現象還是會很明顯。

另外,雖然很多人很抗拒吃止痛藥,但若是肩痛已經嚴重影響到了你的心情與工作,而止痛藥能夠有效的止住你的疼痛的話,那麼吃止痛藥就不見得是件壞事,最重要的是運動一定要堅持做下去,千萬不能怠惰。

自救 2 「美國仙丹」最多 3 個月打 1 次。

有些症狀特別嚴重的患者在這個時期連走路時的手臂甩動，都會讓他疼痛難耐，隨便一動就會痛到幾乎要哭出來了。而且無法躺著睡覺，睡著時隨便晃動一下肩膀，就痛到直接醒過來，所以患者索性坐著睡覺、用扶手撐著手臂。

若是痛到這種程度的患者，且一般的止痛藥物對你來說已經沒有幫助的話，才建議你去施打類固醇，也就是我們過去常說的「**美國仙丹**」類固醇，能夠幾乎完全停止局部的發炎反應，是最強效的止痛藥，但前面說過<u>長期施打</u>的話（關鍵字是「**長期**」，若是只有施打 1、2 次的患者，是不太會有那些副作用的）會使得組織變得更薄、更脆弱，在藥效過後反而會更疼痛！

此外，許多長期施打類固醇的五十肩患者，還會對類固醇的止痛效果逐漸適應，使得原本半年打 1 針就夠了，逐漸縮短成 2 個月、甚至是 1 個月 1 針，導致原本只要 1 年半左右就會自然復原的五十肩，被拖延到 5、6 年、甚至更久都沒有好轉的跡象。

所以，類固醇能不打就盡量別打，目前研究上給的建議是：每隔 3~4 個月才能施打 1 劑、同 1 關節 1 年內不得注射超過 3 次，否則人體會代謝不了。而使用類固醇止痛後，還是應該如同「自救 3」所說的，積極做五十肩的運動與物理治療。

自救 3 雖然痛，但還是要動，適當的疼痛反而好。

 圖解示範 〔五十肩運動〕

1 鐘擺運動

同「發病期」的示範，但手拿的重物可以輕一點，依自己的狀況而定。

2 擦桌運動

與「發病期」的手指爬牆運動類似，但活動範圍較小，適合此時期做。

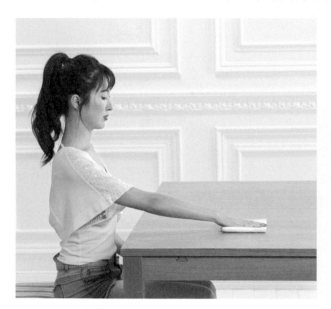

坐於桌前，桌面高度在肚子與胸口之間，患側手拿一塊布，像是擦桌子一樣，手臂打直、手心朝下。

身體前傾，將布往前擦，到能忍受的最遠距離時，停留3秒稍微拉伸關節囊，而後再擦回來，回復初始位置，每天反覆30回。

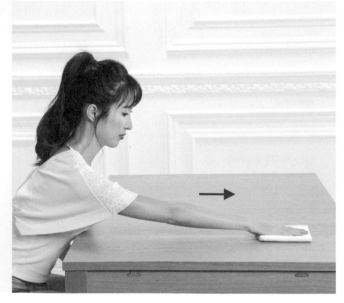

3 刷背運動

此時期的患者多半有手無法伸向後背的困擾，因此無法自己扣內衣，上完廁所也難以自己擦屁股，而這項運動正好能改善這些情況。

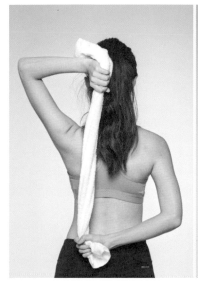 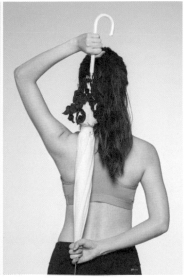

好側手抓住1條長形毛巾（或1支長傘）往後背伸去，而患側手則從下背側那一端握住長毛巾的另一端。

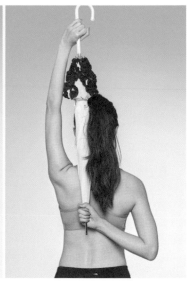

患側手不出力，只由好側手從上方將長毛巾(或長傘)往上拉，帶起患側手上抬至最緊繃的位置(到稍微會痠痛的高度)即可，停留3秒拉伸關節囊，每天反覆30回。

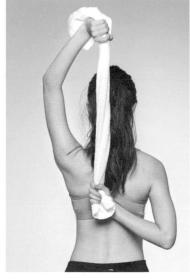

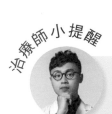

治療師 小提醒

建議鐘擺運動是每天都要做，手抬不高的患者就多做擦桌運動，而手往後背伸有困難的患者就多做刷背運動。

五十肩

| ❸ | 恢復期 | 明顯感受到疼痛症狀與動作角度都有漸漸改善、關節內的發炎反應趨緩,一切都開始好轉。 |

症狀 這個時期就是醫生告訴你的:熬過個一年半載就會自己完全恢復的時期!然而實際的情況是,倘若你罹患五十肩後沒有做任何去除關節囊沾黏的復健運動,那麼這時期只有**肩部疼痛**的情形明顯好轉,**活動角度**只會有些微好轉、你的手仍然無法抬到最高、抓後背的程度還受限,因為關節囊還是被黏住的,只是沒發炎,不痛了而已。

痛法 **1** 疼痛明顯好轉,通常只有在動作做到底的時候才會感覺到。

2 手抬高的動作與手背後的動作將會有所改善,但無法像健側手一樣那麼靈活,角度也沒那麼大。

3 一碰到手就痛、夜間痛、側睡壓到肩膀會痛等等的問題,在這個時期都會消失。

恢復期。自救法

目標 讓肩膀的肌力與關節活動能力,都恢復至罹患五十肩之前的狀況。

自救 ❶ 自救運動 + 物理治療,破除最後沾黏。

這時期的發炎症狀改善很多,因此關節能動的範圍也較多較輕鬆,但若是之前沒有乖乖做運動的患者,在這個時期還是會有關節沾黏、僵硬難動的問題,所以自動自發做運動還是非常重要的。由於這個時期比較不痛了,能拉伸的範圍也較多較大,患者也比較敢拉。

但若是居家伸展到一個極限,卻還是沒有辦法跟原本一樣靈活好動的話,就需要物理治療師的協助了!由他們替你檢查出關節內剩餘沾黏最嚴重的部分加強處理,才能恢復得最好。

小心，有些人在這段不太會痛、但肩膀還是卡住的期間，常常會去硬拉硬扯自己的肩膀，想把卡住的部分給弄開，但這樣反而會拉傷關節囊與肌腱，到時候整個關節囊又再度重新發炎、五十肩又再次復發！（沒錯，同一側肩膀是有可能不只一次罹患五十肩！）這時候就不是1年半載就會自己好起來囉。

自救 ② 自救運動不要停，加速復原。

前面二期所介紹的**鐘擺運動、手指爬牆運動、刷背運動**都可以繼續做，且次數可以依照自己的狀況去增加或減少。而運動完後如果肩部痠痛延續2個小時左右是正常的，但若是延續了半天以上，就代表上一次的運動過量了，最好減量。

自救 ③ 訓練肩周圍肌群、回復肌力，才能保護關節。

由於長時間的肩部難以動作，將會使得肩部周圍的肌力大不如前；而關節若是少了肌肉的保護，將會變得相當脆弱、容易受傷。因此，在恢復期肩部疼痛明顯改善的這段時間，我們應該要開始訓練肩部周圍的肌群，達到左右二側的肌力差不多的程度。

圖解示範 〔肩部肌力訓練〕

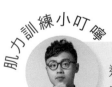

肌力訓練小叮嚀

這時期的肌力訓練主要是因為患處在受傷後，會有肌力衰退的問題，因此患處變得比較無力不好動，就因如此才更需要做全面性的肌力訓練來幫助恢復，有點算是好還要更好的概念。
因此若是你想要患側手完全跟健側手一樣好動的話，這整套肌力訓練是絕對不能少的。

1 背部後夾操

面對門站姿。

將彈力帶折一半，並將對折處夾於門縫中，身體保持挺直、手肘彎曲90度、雙手握住彈力帶的各一端。

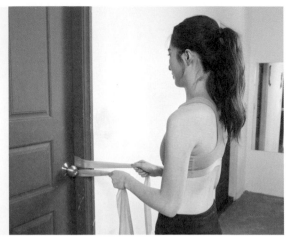

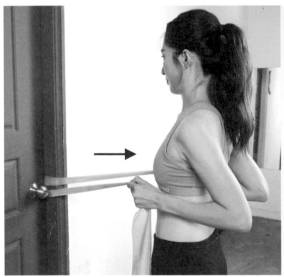

手臂往後拉伸彈力帶，並帶出二側肩夾骨往中間夾的動作，夾到感覺最緊的程度，稍作停留後回復原位。

想像肩夾骨中間有個寶特瓶，而你正試著用力將它夾扁。每天反覆練習30下。

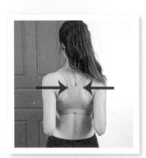

2 手臂內轉操

身體與門呈直角站姿。

將彈力帶一端夾於門縫中，身體挺直、手肘彎曲90度，並在手肘與身體中間夾一塊毛巾，手心朝內握住彈力帶。

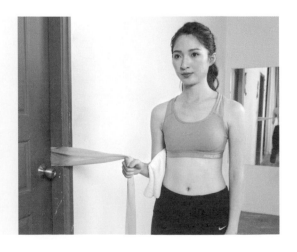

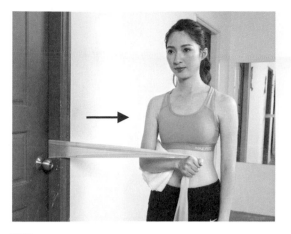

將彈力帶往身體內側拉，帶出手臂
內轉。每天來回反覆30下。

注意：動作過程中要保持手肘夾住
　　　毛巾。

3 手臂外轉操

在上一個內轉操做完後直接向後
轉，彈力帶位置不變，身體挺直、
手肘彎曲90度，並在手肘與身體
中間夾一塊毛巾，手心朝內握住彈
力帶。

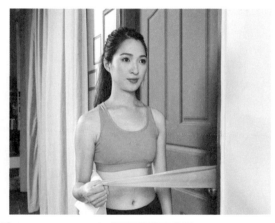

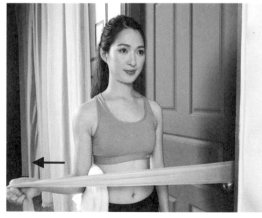

將彈力帶往外側拉，帶出手臂外
轉。每天來回反覆30下。

注意：動作過程中要保持手肘夾住
　　　毛巾。

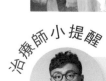
治療師 小提醒

1 以上3種運動每天都要各做30下，才能好好訓練到每一條旋轉肌。

2 注意！動作過程中都要保持手肘夾住毛巾。

五十肩

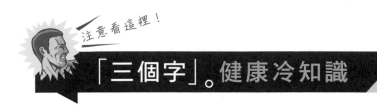

「三個字」。健康冷知識

❶ 五十肩運動後疼痛是正常的，但不能超過6小時以上！

五十肩患者在運動後的**疼痛控制**，是非常重要的事！因為每次運動的目的都是要一點一點的撕開關節囊內的沾黏，這就像是要把OK蹦從傷口上撕開一樣，若是一次**撕得太多太快**，反而會讓癒合好的部分再次受傷、發炎。

前述的手指爬牆運動、擦桌運動、刷背運動做完後的疼痛，通常都會延續最多1、2個小時，因此建議每次運動完後就**冰敷患處10分鐘**，來縮短疼痛的時間。而若是做完運動後的疼痛延續超過6個小時以上，就代表你前一次的運動做得太過頭了，有可能讓關節囊再次發炎沾黏，因此切記要控制好運動後疼痛持續的時間，如果太過頭了，下次運動一定要減量喔。

❷ 千萬不要聽信：「啪」的一聲就好了！

五十肩除了疼痛和活動能力變差的問題以外，肩部長期卡在同一個位置下，也會讓其周圍肌肉失去彈性而變得緊繃，此時若是還硬拉硬扯你的肩關節，很容易造成肌腱撕裂！

我曾經有位病人因為被五十肩困擾許久，而到親戚朋友介紹的國術館去試試運氣，在國術館拳頭師傅「硬喬」卡住的肩關節後聽到「啪」的一聲，他的肩膀竟然腫起一大塊！去照超音波才知道原來那啪的一聲就是肌腱被拉斷的聲音。

另外，有許多醫生會讓患者在麻醉肌肉放鬆後，強硬地去牽拉肩關節、破壞內部的關節囊沾黏，雖然有些案例發現效果還不錯，術後馬上就有明顯成效，但也有不少案例發現術後有腱撕裂的情形，復發的更不在少數，因此這個方法現在已經很少醫生在使用了。但我個人是不太建議，由於風險實在是太大，而且即使牽拉完後沒有好好做運動，還是有可能再沾黏回去。

❸ 到底該不該開刀？

五十肩的開刀是一項兩難的選擇，因為刀起刀落，即使是顯微手術，每刀劃過的地方都還是會流血，使得沾黏的情況非常容易復發！

之前就曾經遇過一位患者長期被五十肩所苦，就下定決心直接去動個手術把它給處理掉。結果術後靜養的幾天後，他的肩膀就像以前一樣活動自如了，非常神奇，還不停向醫師道謝。然而醫師並沒有將他轉診給物理治療部做復健，反而是跟他說之後回家自己稍微動一動就可以了。

沒想到只隔了2個月，他就自動自發地來找我報到，說他的肩膀又痠痛了起來，問他有沒有乖乖回家自己做運動？他說只有第1個禮拜有做，之後好得差不多就忘記做了。我們檢查後發現，僅僅2個月的時間，他的肩膀就已經黏回去了四、五成，之前的手術可以說是白開了，現在還多了個疤！

因此，開刀是個選擇，但是開刀後就一定要做物理治療以及書中所教的**自救復健運動**，降低沾黏復發的情形。

❹ 拜託不要吊單槓！

最近公園裡單槓的使用率很高，但都不是年輕人為了練肌肉而拉單槓，而是一群老人因為五十肩或骨刺而吊在單槓上，**真是非常怪異**的台灣奇蹟！

也不知是從哪時開始的？許多健康雜誌和醫師都瘋狂推薦吊單槓有多好，從骨刺、脊椎側彎、到五十肩，甚至是肩夾擠症候群……通通都可以治療！加上網路上瘋傳一篇篇「吊單槓治百病」的文章，更讓許多婆婆媽媽們揪團去公園裡霸佔單槓，好像一掛上單槓，全身的病痛都可以被治好一樣。

結果，最常發生的情況就是：一堆想要吊單槓治百病的人，卻吊出了個肩痛的毛病！因為吊單槓也是個手抬高出力的動作，還要撐起全身的重量，非常容易造成肩部肌肉拉傷，想想看你只靠著肩膀扛著全身的重量，怎麼可能不拉傷肩膀的肌肉？！尤其五十肩的患者**連手都舉不高了**，怎麼還有可能吊單槓？這個建議也實在是太天才了吧！

但如果真的有因為五十肩而去吊單槓的人，大多都是被誤判為五十肩的肩夾擠症候群患者，因為只有他們能夠把手舉得這麼高。然而，就算是肩夾擠的患者，他們的肌腱就已經撕裂了，還要吊單槓讓肩部肌肉承受這麼大的拉力，這肯定是越吊越糟的！總之，不論哪種肩痛都不能靠著吊單槓來改善！單槓練肌肉還可以，治病不太行！

五十肩 懶人包

A. 高危險群	1. 年齡與性別： 　　EX：40~60 歲、女性的比率比男性高一倍。 2. 內分泌疾病患者： 　　EX：高血糖、高血脂、高血壓、甲狀腺失調…… 3. 肩部長期固定不動者： 　　EX：肩部肌肉、韌帶久病不癒者、缺乏活動者。 4. 長期駝背。
B. 成因	關節囊發炎沾黏
C. 篩檢方法	投降測試
D. 疼痛與症狀	1. 手難以舉高，因此患者在舉手時，都會將身體歪向一邊代償，讓手可以再抬得更高一點。 2. 無法做出投降姿勢。 3. 無法自主洗頭、扣內衣甚至是擦屁股，生活幾乎無法自理。 4. 別人只要輕輕一碰到肩部或手臂，就會讓患者痛到快要哭出來！ 5. 整個肩部都會脹痛、甚至連整隻手臂都會跟著脹痛！ 6. 嚴重的發炎反應讓患者無法側睡在患側，還會產生夜間痛，讓你快要睡著時又被痛醒。 7. 晚上睡覺肩部會開始明顯抽痛，常讓患者一整夜都睡不好，稍一翻身壓到患側肩部就會痛醒。
E. 發病期自救	1. 把握發病期，處理得好，痛苦少！ 2. 趁還不嚴重時趕緊運動，減緩下一期的症狀與痛苦。 3. 自救運動 + 徒手物理治療，雙管齊下。
F. 劇痛期自救	1. 止痛藥服用後，更需要積極的做物理治療。 2. 「美國仙丹」最多 3 個月打 1 次。 3. 雖然痛，但還是要動，適當的疼痛反而好。
F. 恢復期自救	1. 自救運動 + 物理治療，除掉最後沾黏。 2. 自救運動不要停，加速復原。 3. 訓練肩周圍肌群、回復肌力，才能保護關節。

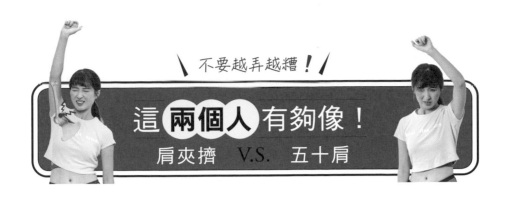

不要越弄越糟！

這 兩個人 有夠像！

肩夾擠 V.S. 五十肩

　　五十肩與**肩夾擠症候群**的患者，都一樣會在手舉高時疼痛，因此一般民眾只要手舉高時會痛，直覺就是懷疑自己得了五十肩！或是認為這種舉高時痠痛就是五十肩的早期症狀，所以就到處上網找偏方，而把自己的肩膀越弄越糟。

　　不要說一般人容易誤判，有時候連一些醫師光聽患者講症狀也會誤判！其實，五十肩跟肩夾擠症候群是2種完全截然不同的疾病：五十肩的主要問題是**關節囊發炎沾黏**，而肩夾擠症候群則是S肌的**肌腱撕裂發炎**所導致。因此在處理上也會完全不同，若是做錯了反而會讓你的病更加嚴重。

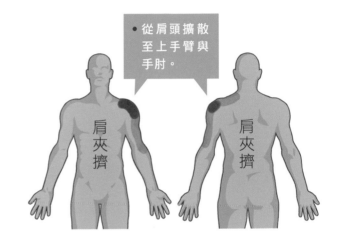

● 從肩頭擴散至上手臂與手肘。

肩夾擠　　肩夾擠

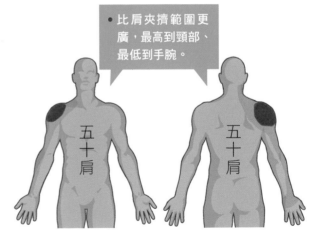

● 比肩夾擠範圍更廣，最高到頸部、最低到手腕。

五十肩　　五十肩

　　比較簡單粗略一點的辨識方法，就是前面所教的：雙手做出投降姿勢。五十肩患者動作時，只能些微上轉，或是無法動作做到底，並感到肩部非常緊繃與疼痛；但肩夾擠症候群的患者則是可以正常做出投降姿勢，頂多在動作到底時會覺得些許的痠痛。

	肩夾擠症候群	五十肩
A. 病因	1. 肩部旋轉肌腱拉傷。 2. 肩部旋轉肌腱疲勞損傷。	1. 肩關節自主退化，關節囊沾黏發炎。 2. 肩關節長時間少活動，導致關節囊沾黏發炎。
B. 導因	1. 肩部拉傷。 2. 長時間抬手、出力導致的疲勞損傷。 3. 習慣駝背者。	1. 年紀。 2. 疾病（三高）。 3. 受傷後固定或少動。 4. 缺乏運動。 5. 不明原因。
C. 症狀	1. 手臂在做某些特定的動作時會痛，通常是往上舉高的姿勢。 2. 手臂出力搬抬時會誘發出疼痛。	1. 肩關節活動嚴重受限，通常在手舉高和往後背伸時最明顯。 2. 肩關節周圍甚至延伸到整隻手臂持續脹痛，在天氣變化時也會特別明顯，晚上睡覺會有夜間痛。
D. 治療	1. 停止會造成疼痛的不當動作、減少手臂承重出力的情形。 2. 徒手物理治療去除受傷後沾黏。 3. 做旋轉肌群訓練避免復發。	1. 做預防五十肩發生的關節囊伸展運動。 2. 徒手物理治療肩關節鬆動術，去除關節內沾黏。 3. 在家做自主運動，保持肩關節活動度、避免沾黏惡化。
E. 高危險群	1. 長時間舉手的職業：棒球選手、寫黑板的老師等。 2. 手臂頻繁出力承重者：家庭主婦、勞力工作者。 3. 駝背者。	1. 4、50 歲中年人，多為女性。 2. 肩關節少活動者、長期臥床者。 3. 三高患者。
F. 自癒力	• 放著不管它，約 2~4 周後就會恢復正常。 不過由於患者通常都是工作中需要大量抬手、或是長期姿勢不良的人，讓肌腱反覆受傷而演變成慢性疾病，將使得病程延長到 3~6 個月。	• 五十肩與一般常見的骨骼肌肉疾病不同，不會說放個幾天就自己慢慢恢復正常。 其自然恢復時間約略是 1 年 ~1 年半之間，但是因為處理不當而導致病情拖延至 2、3 年的也大有人在！因此它是個恢復速度極慢的疾病。
G. 檢測方式	1. 倒空罐測試 2. 疼痛弧測試	投降姿勢
H. 簡單區別	投降姿勢做得出來。	投降姿勢明顯一手高、一手低。

CHAPTER 4 滑鼠肘（電腦肘）

電腦姿勢9成都是錯
再不當心，讓你痛到不能工作！

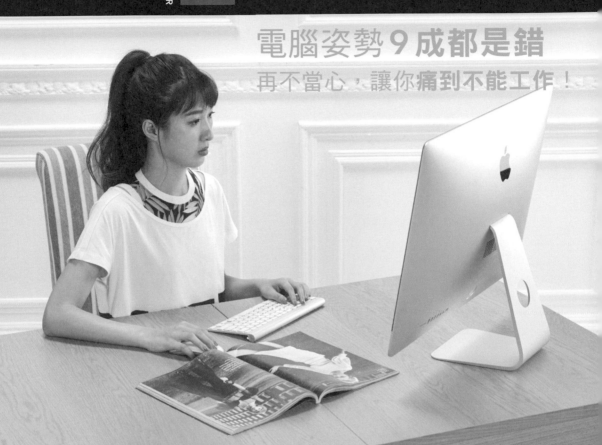

常見度 ★★★☆☆

- 這是最常見的手肘疼痛原因！除了電腦族外，工作中需要頻繁使用手腕出力者、搬提重物者，都容易罹患這項疾病。

- 就是因為太多人有這項疾病了，因此俗稱也特別多，網球肘、滑鼠肘是最常見的。

自癒力 ★★★☆☆

- 通常約2~4週就會恢復正常，但若是沒有改變使用電腦的環境，多數患者都會因為使用電腦姿勢不正確，而讓肌腱反覆地受傷，演變成慢性疾病，將使得病程延長3~6個月以上。

菜市場俗名

網球肘、電腦肘（是肘喔，不是手！）、肱骨外上髁炎、手肘外側發炎、外上髁炎、外側髁炎、外側肘疼痛、伸腕肌肌腱炎、伸腕肌肌腱撕裂。

相關影片：
我又不打網球，為什麼有網球肘？

其實這項疾病就是我們很常聽到「網球肘」，也是**九成以上手肘疼痛**的原因！最常發生於長時間使用電腦的上班族、電玩族身上，其他如：工作中時常要出力抓握、撕開東西的族群，以及時常單手出力抓握、提重的家庭主婦、服務生⋯⋯等，但以**電腦滑鼠使用不正確**為罹患此病最大宗！而雖然各年齡層的人都可能罹患這個病，但**20~50歲**的青壯族群，特別容易因為工作的長期疲勞損而罹患！

我曾經遇過一整個辦公室的員工，每個人都罹患了滑鼠肘、腕隧道症候群、媽媽手⋯⋯等等，各種難纏的疾病，這不是因為辦公室風水太差，而是因為老闆似乎怕員工總是駝背沒精神，於是就把桌子都買高了一點，高到即使椅子也調到最高了，也還是沒辦法完全契合這張桌子，導致每個人用滑鼠、打字時，都得要把整隻手臂放在桌子上、聳著肩，除了手容易受傷外，連脖子也因為長期聳肩而變得異常緊繃，**結果每種病都沾上了邊**，算是奇特的辦公室職災。

滑鼠肘通常只會發生於**單側**，罹患時能夠在手肘**外側**(大拇指側)發現明顯的壓痛點，而狀況嚴重、發炎較劇烈時，手肘外側會有明顯的脹痛

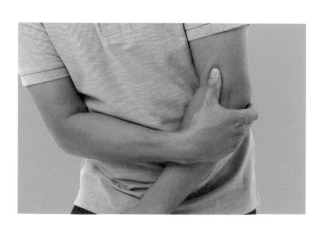

感，皮膚也會有點紅腫，在**手腕**動作時除了手肘會脹痛外，有時還會牽連至手腕產生痠痛感、手指抓握也明顯無力，連要拿起筷子、杯子都會有相當困難。除此之外，晚上睡覺時從手肘到手腕都可能會抽痛，影響睡眠！

而在工作時疼痛最明顯，但只要一停止工作、停止使用電腦一段時間後，疼痛感將會明顯下降。建議若是開始出現這種情形，首要就是暫停任何會引起疼痛的動作，或是徹底地改善不良姿勢！例如：改變使用滑鼠的姿勢、改用較輕的鍋子、從單手掃地改成雙手掃地……等，如此一來手肘的疼痛才能得到根本的解決。

　　若是滑鼠肘長時間的反覆發作，演變成長期的慢性疾病時，只要你手腕一出力抓握，手肘(可能連同手腕、手背)就會隱隱痠痛，容易影響到工作和心情。而處於這種慢性期時，可以找物理治療師做徒手治療，解決局部受傷後沾黏的問題(沒錯！滑鼠肘也是沾黏的問題)，都會有明顯的改善。

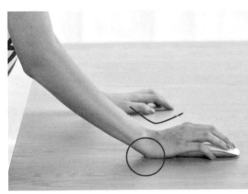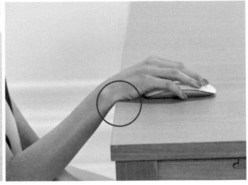

症狀❶ 使用滑鼠的方式不正確而造成手肘疼痛。

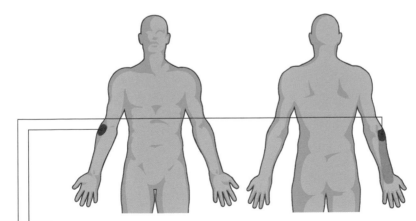

症狀❷ 疼痛範圍
最主要會痛的位置在手肘外側，隨著症狀的嚴重程度而往下延伸至背側手臂、背側手腕、手背。（深紅色處即為壓痛點）

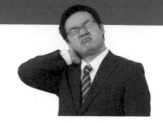

它為什麼找上你?!

1 小雯是位新手媽媽,第一胎就生下一對雙胞胎。為了照顧這二個小惡魔,她辭去工作專心在家當家庭主婦,每天光是哄小孩睡覺、餵奶、包尿布就花去大部分的時間,除此之外還要打掃家裡、買菜、煮飯,雖然老公也幫了不少忙,但有時還是會忙不過來,更不用說二個小惡魔半夜輪流哭鬧,因此她每天都睡不飽。

終於,在這樣長期的操勞下,她也熬出了一些小毛病,最近只要早上洗臉擰毛巾時,都會很無力地擰不乾淨;而抱小孩或是買菜提重物時,手臂還會隱隱作痛。但是為了小惡魔們,她還是只能咬牙繼續撐下去,只能祈禱自己能夠撐久一點。

2 受夠整天熬夜工作的阿蠻,最近跳槽到了間錢比較少,但是至少可以準時下班的新公司。不過公司的辦公桌也不知道是哪裡不對勁?讓她一天工作8小時下來,總是覺得手肘與手腕有點痠痛,不過也不至於到真的痛到受不了,因此也就沒有多加留意。然而2個月後,這樣的痠痛感卻越來越加劇,連沒有工作拿滑鼠時手肘也會痛,更不用說一天工作下來,整隻手都快不聽使喚了,完全使不上力!

3 最專業的水電工阿修,腰間總是插著螺絲起子之類常用的工具。有一次他接到一個大案子,是要幫一整棟房子配線裝冷氣,但當時人手不足,阿修就只能跟他表哥兩個人硬是完成這項大案子。在數天不眠不休的搬線材與鎖螺絲後,他的手越來越不聽使喚、也越來越疼痛難耐,搬東西時手臂就會隱隱作痛,轉螺絲的感覺也不像過去那麼順手,總覺得手臂有點無力,而用電動螺絲起子時那震動的感覺也會讓他手臂不適,但是望向那些還沒配好的線路,他也只能咬著牙、忍著痛趕緊把這個案子做完。

Q. 上面3則故事裡,不是每個主角都有使用電腦,但是他們卻同樣都罹患了**滑鼠肘**!但你知道究竟是哪些因素,才是造成我們會罹患這個疾病的最大元凶嗎?

a. 用滑鼠姿勢不正確　　　b. 工作中大量使用手腕出力
c. 提、搬重物　　　　　　d. 身體總是歪一邊

A. a. b. c.

我們在使用滑鼠、手腕頻繁動作、提重、搬重時，都會使用到大量的**伸腕肌群**，也就是我們這一章要討論的主角，在長期反覆的使用下，會造成這組肌群疲勞損傷，嚴重時甚至連**拿杯子**、**轉瓶蓋**、**扭毛巾**都痛到無力！日常生活的大小事都需要別人幫忙。

全身最苦命的肌肉！

每個公司難免都會有個**屎缺**，可能報酬很少、職位很低，但上級主管交辦的一堆大事要做、瑣碎的小事也逃不過！結果就是這個屎缺每天義務性地工作 + 加班超過 12 個小時，完全沒有什麼時間休息，常常把公司當成自己家來睡，就算生病了、累癱了還是得繼續死撐下去，或許直接病倒了歸西還不會那麼累！

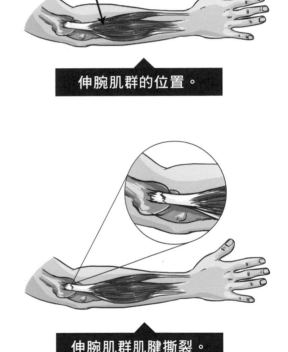

手肘外側的
伸腕肌群

伸腕肌群的位置。

伸腕肌群肌腱撕裂。

以上在形容的是公司內最苦命的屎缺，也就是在形容你的**滑鼠肘**！滑鼠肘其實是指由數條肌肉組成的**伸腕肌群**，是我們身上最苦命的肌肉、要做的工最多，因為你任何一個用到手的動作，都跟它有關！小至夾筷子、轉門把、提袋子、用滑鼠、寫字，大到搬重物、端餐盤、掃地、翻炒鍋子……通通都需要它來做工，所以常常因為過度使用而導致肌肉損傷甚至是肌腱撕裂，造成**手肘外側疼痛**、**發炎**的情況。

我們的伸腕肌群從手肘外側連到手背，若是你想要摸摸看自己的伸腕肌群，只要把一手放在桌面上，用另一手輕摸手肘外側下方約略3~5公分位置，此時手握拳、往上翹起，你會摸到**伸腕肌群因收縮而膨起的感覺**，這就是你的伸腕肌群所在

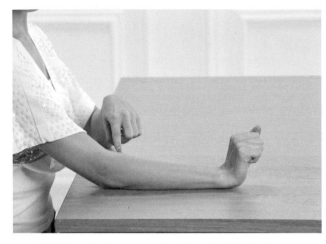

▲ 手握拳往上方翹起，可以摸到膨起的伸腕肌群。

之處，也通常是滑鼠肘會疼痛的位置。而若是較精壯的人，只要手握拳往上翹起，就可以看到明顯的肌肉凸起的線條。

而過度使用伸腕肌群，導致手肘外側血液循環較差的肌腱產生撕裂傷，讓你只要一出力就會覺得手肘外側痠脹疼痛，就成了我們所謂的滑鼠肘。

治療師小提醒

1 滑鼠肘只會造成痠痛，不會造成麻感，如果會感到發麻，那是屬於神經方面的問題，通常是腕隧道症候群（滑鼠手），不是滑鼠肘，可以翻到下一章參考。

2 **手肘內外側的分法是**：將手心朝上時，靠近身體的那一側是手肘內側，而遠離身體的那一側是手肘外側，上面圖中手握拳所膨起的地方為「手肘外側」。

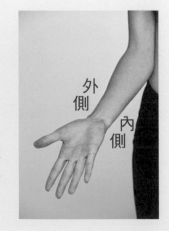

外側

內側

小心！這3種人是高危險群

1 家庭主婦

這個疾病其實最常見於家庭主婦身上！尤其是越細心顧家的主婦，就越容易罹患這個疾病，因為除了抱小孩之外，拿鍋子炒菜、用力戳洗衣服、家事勞動過度……等，都會大量用到伸腕肌群，也因此容易受傷。另外，許多人掃地時都習慣一隻手拿著掃把揮，雖然這樣效率較高，但卻也是讓伸腕肌群獨力完成掃地的工作，長期下來會使肌腱勞損，建議大多時間還是用兩隻手一起拿掃把，以減少伸腕肌群過度勞損、罹患滑鼠肘的機會。

我有位患者也是家庭主婦，在農曆過年時，由於整個家族的親戚都會聚集到他們家，因此她從早上開始，就把整個家刷洗過一次，到下午時也閒不得，開始煮10多人份的年菜，鍋子一直炒一直翻，完全沒有停過，就這樣到傍晚大家都到齊。

而這樣突如其來的大量工作，讓她的手肘從那之後就開始劇痛，整整半年後才到我們這邊治療，花了1個多月的時間，才治療到完全不會痛。所以如果突然遇到類似這樣的超大量的工作，千萬不能用身體去硬撐，一定要請人協助分攤工作量，否則身體可是會因此向你抗議好一陣子。

2 電腦工作者

這項疾病也很常見於電腦工作者身上，因為**滑鼠的左右橫移**，都是靠著伸腕肌群來完成的。但若是我們使用滑鼠時讓手腕呈現過度的**背屈**或**前屈**，都會使得伸腕肌群處於過長或過短的位置，不但工作效率變差，還得要花更多的力氣來完成滑鼠的橫移，長期下來也很容易勞損。

因此，使用滑鼠時保持**手腕自然伸直**，是最理想的狀態，使用再久都不容易受傷，但這與桌子高度有關，大多數有這種問題的患者，都是

在上班場所使用不合適的辦公桌椅，**與自己的身高和手肘高度不符合**，導致手腕呈現過度背屈或前屈的狀態，久而久之就會像是第2則故事裡的阿蠻一樣，莫名養出了個滑鼠肘。

　　我還有位患者是大公司的會計，每天都要用電腦輸入一大堆資料，除了偶爾會脖子痠痛外，最讓她困擾的就是每次工作下來一整天，都會覺得前手臂特別緊繃痠痛。

　　她一直想不通平時又沒有做什麼繁重的工作，也不必做家事、抱小孩，頂多打打電腦而已，為什麼也會手臂痠痛？經過幾番詢問後才發現，原來她的問題只是**鍵盤擺放得太低**，使得她打字時，施力姿勢不正確而特別費力，打1個字就像是打了10個字一樣累。因此僅僅是建議她改變一下桌面高度，以及使用鍵盤的姿勢，下次來看診時，她就已經好上八成了！

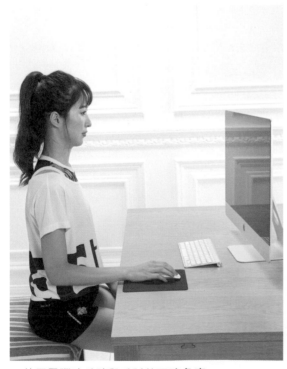

▲ 使用電腦時手腕與手肘的正確角度。

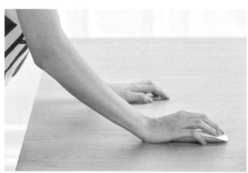

▲ 不正確的手腕背屈。

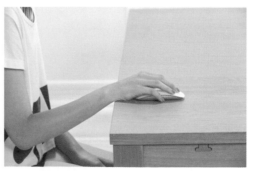

▲ 不正確的手腕前屈。

● 使用電腦時，手肘往外偏斜。

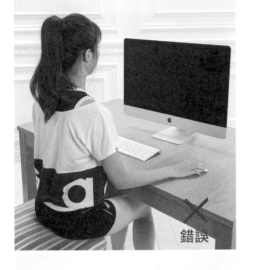

錯誤

● 使用電腦時，手肘往內偏斜。

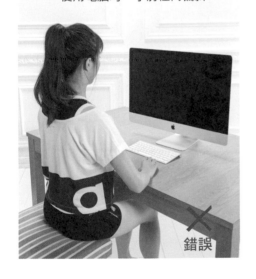

錯誤

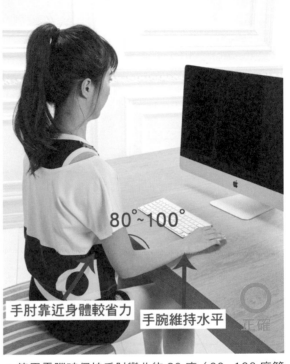

80°~100°

手肘靠近身體較省力　手腕維持水平　正確

▲ 使用電腦時保持手肘彎曲約 90 度（80~100 度範圍內均可），並且與身體平行向前，才是正確姿勢、不容易受傷和勞損。

3 頻繁手腕出力者

　　而工作中需要頻繁手握拳、手腕旋轉出力的人，例如揉麵團的麵包師傅、翻炒鍋子的廚師、端盤子的服務生……等等，也一樣容易有滑鼠肘的問題，就像是第 3 則故事裡面的水電工阿修，因為長時間鎖螺絲、搬重物，導致伸腕肌群疲勞損傷。

滑鼠肘

我有位患者是在原廠做大型機械維修，本來都沒有手臂痠痛的問題，但自從出了一種機器，引擎是要用手反覆的大力拉繩子來發動的，而他每天為了維修數台這種機器，都得反覆地全力拉繩子上百下，才短短3個月的時間，手臂就出了毛病、越拉越痛。

而來到我這裡求診時，他說自己2個禮拜後要被公司外派出國一陣子，所以很急著趕快好，我說沒問題，依他的狀況應該2個禮拜就差不多了。但經過2、3次的治療後，雖然每次治療完後都會好上五成，但回去工作拉了幾次引擎後，又會再退步二、三成，這不是個好現象。

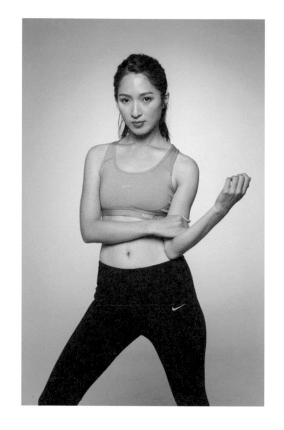

因此我告訴他，拉引擎時不可以用**手腕上翹出力**，必須維持**手腕不動**，用**手肘彎曲**來出力，因為手腕動作時是用伸腕肌群這類小肌肉在出力的，沒幾下就會容易受傷，但如果用手肘出力的話，是用二頭肌三頭肌這類比較大的肌肉在出力的，耐受度會比較高。

沒想到自從這樣建議他之後，每次回去工作後病情退步的狀況就改善了許多，再經過2次的治療，剛好掐到2個禮拜這個時限準備出國時，他的手已經好了九成，只有在出力時稍微覺得緊緊的而已，但基本上已經不會有任何痠痛的問題了。讓我印象非常深刻的是，他回國時還特地帶了很多好吃的伴手禮給我，讓我也揪感心。

不要搞錯了！到底是不是滑鼠肘？

1 坐姿、身體側對桌子，將手前臂放在桌上，手腕以上懸出桌面並握拳。
2 另外一個人由上施力下壓拳頭，過程中盡量試著保持自己拳頭不被壓下去。

　　而如果過程中你無力維持拳頭不被下壓、或是因此出現平日手肘的疼痛感，就表示你可能已經有滑鼠肘了，因為將手腕上翹的動作就是靠伸腕肌群所完成的。

　　但有些手肘外側痠脹的滑鼠肘患者，會因為肌腱損傷的情形還不夠嚴重，而無法以這項檢測方法篩檢出自己的問題。在這種情況下，若是做剛剛的測試時你的手肘外側有明顯的壓痛點，那麼也可能是滑鼠肘的問題。

　　另外，也有些人的手肘外側疼痛是從肩膀，甚至頸部所傳過來的**傳導痛**，也就是問題明明就是在其他部位，卻是手肘外側在痛，但做剛剛的測試卻沒問題，就有可能是其他問題，所以如果你無法從上面方法找到答案，也懷疑自己的手肘根本沒問題卻一直在痠痛的話，就趕緊去找醫師或是物理治療師，幫你做檢查與評估。

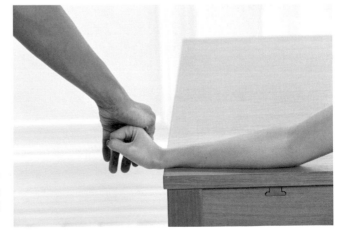

• 需要健康沒受傷的伸腕肌群使出全力，我們才能夠保持拳頭不被壓下去。

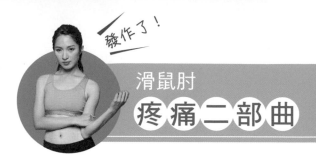

發作了！

滑鼠肘
疼痛二部曲

① **急性期** 剛受傷的頭1~2天or長期累積的損傷急性發作。

痛法 如果符合其中一項，就代表你可能正處於急性期的滑鼠肘症狀：

1 就連休息時也明顯感覺到手肘外側脹痛，甚至會沿著前臂傳到手背。

2 握拳時會感到無力、或一握拳就痛，無法轉瓶蓋、扭毛巾等簡單動作。

3 晚上快睡著時，手肘外側的疼痛更明顯，讓許多患者痛到睡不著覺。

急性期。自救法

目標 降低局部旺盛的發炎反應，緩解紅腫熱痛。

自救 ① 冰敷 + 休息。

滑鼠肘造成劇烈痠痛時，可以在手肘前外側每天冰敷10分鐘、共3回，來降低局部的損傷發炎，並且避免再做任何會讓手肘更加疼痛的動作，例如掃地、提重物、拿鍋子等等。若是劇痛的這段時間就有好好的冰敷與休息，症狀通常會在1~2個禮拜內明顯改善。

自救 ② 止痛藥物備而不用。

由於任何需要用手的動作，都會使用到伸腕肌群，容易使肌腱二度、三度受損，讓滑鼠肘變得更加嚴重。因此若是沒有好好的休息，即使吃再多藥止痛，病也不會真正好起來，甚至還會演變成長期慢性的疼痛，折磨你好幾個月。因此若能以**冰敷**消炎，就盡量先以冰敷與休息代替吃藥，但若是疼痛已經嚴重影響工作、睡眠與情緒時，就建議你適量的吃止痛藥，或甚至詢問醫師是否需要打止痛針？不用忍著疼痛難過一整天。

❷ 慢性期　　長期勞損 or 急性期好轉後。

症狀　此期的患者會一直想去揉捏自己的手肘外側，因為在活動時不像健康的那一側那麼靈活，總覺得患側手肘有甚麼東西卡住一樣，因此想去把它給揉開。

痛法　如果符合其中一項，就代表你可能正處於慢性期的滑鼠肘症狀：

1 下壓測試時仍會引起手肘外側的疼痛，或比另一隻手明顯較無力。

2 手肘外側的嚴重脹痛感已有明顯改善，並且在手腕握東西出力時不會再那麼的無力或疼痛。

3 只要手腕出力，手肘就會輕微痠痛，為期數個禮拜卻無改善跡象。

4 手肘外側仍有明顯的壓痛點，在手握東西時、手腕揮動時，都會覺得手肘有隱隱的痠痛感。

慢性期。自救法

目標　去除伸腕肌群上的沾黏、避免復發。

自救 ❶　戒掉壞習慣、惡姿勢、減少手腕過度使力的動作。

伸腕肌群損傷所引起的滑鼠肘，只要有適度的休息，大多在 1、2 個禮拜內就會自然改善，但多數拖了好幾個月都還沒好的患者，通常都是在日常生活或是工作中會大量使用到手腕的人。雖然工作一定得做，日子才能好好過，但沒有讓患處好好的休息自癒，那就連神仙也救不了你！

因此，建議可以利用工具完成的，就盡量以工具協助，例如：用洗衣機來代替用手搓揉、大型衣物、被單送洗，不要自己洗曬全包、買菜時用有輪子的菜籃代替手提、用吸塵器來代替掃地……而若是無法以工具協助的，

滑鼠肘

則用其他方法來完成同一件事，例如：搬重物時分多批次去搬，減少單次負荷、或是雙手端盤子代替單手端，以此分擔負重。

而如果你是因為使用滑鼠姿勢不正確，所引起的貨真價實的滑鼠肘，那麼就該馬上改成上面建議的使用方式，並搭配符合自己身高的桌椅，這樣用滑鼠時手肘的不適感將會有立即改善。

總之，就是要盡你所能的去避免做那些會引起手肘疼痛的動作，讓苦命的伸腕肌群好好休息，才會復元得快。

自救 ❷ 健保照超音波、徒手物理治療去沾黏。

在受傷癒合後的伸腕肌群上，可以發現明顯的沾黏情形，尤其慢性期越長、拖得越久的，沾黏的部分也就越大塊，導致患者在動作時的不順暢與痠痛。

而用健保去除沾黏的方法，主要就是利用超音波打入肌腱處，來廣泛性的破壞內部沾黏，但由於機器無法偵測到沾黏的位置到底有多深？在哪？所以總是效果有限，若是你在健保的超音波治療下仍然沒有太多的改善，那麼你就該去找物理治療師親自幫你檢查與觸診，並且利用徒手按摩手法去除沾黏，這樣才能大幅改善長期手肘痠痛的問題。

自救 ❸ 滑鼠肘按摩法，去除沾黏自己來。

大多數滑鼠肘患者，都可以發現手肘外側會有明顯的壓痛點，因此平時只要一痠痛起來都會去壓一壓、揉一揉痛的地方，結果卻越壓越痛，甚至還壓到出現瘀青的也大有人在。所以在這邊要教大家一個簡單又不容易受傷的按摩法，能夠自己幫自己去除沾黏、減輕疼痛喔。

滑鼠肘按摩法

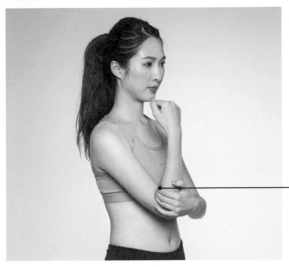

將患側手輕握拳、手肘彎曲60
度並緊靠於身旁,而另一手則握
住患側手肘,同時將食、中、無
名這3指輕壓在患
側手外側的痠
痛點上。

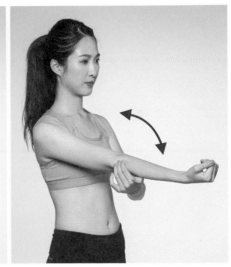

動作時,患側手
肘在60度~180
度之間做緩和地
擺動,3指維持輕
壓在痠痛點上,
不刻意做戳揉,
而是反過來讓肌
腱自己在手指上
滑動。

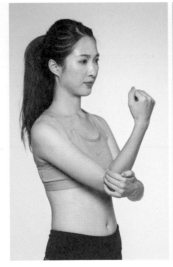

治療師小提醒

平時常見的按摩是手指動、痛處不動,用手指去戳揉肌腱,而這邊的方法
則是反過來,是痛處動、手指不動,讓肌肉(肌腱)自己在手指上滑動,
可以避免被手指戳揉過深、傷害組織,又可以有較好的去除沾黏效果!

建議當你覺得手肘痠時,可以立即做個30下來放鬆肌肉,馬上就會有
舒緩的效果。

滑鼠肘

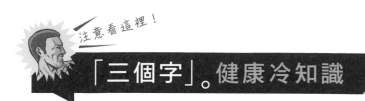

「三個字」。健康冷知識

❶ 市售的滑鼠肘套真的有用嗎？

這邊所提的肘套，與一般常見的那種完全包覆手肘的護具不同，而是只有環狀包覆到手肘以下的肘套，其目的是要提供伸腕肌群另外一個**支點**，減少最容易受傷的那段肌腱受力與疼痛。

建議**長期處於慢性期**的患者可以在工作時戴上肘套，穿戴時留有 1~2 指的空隙，拉得太緊反而容易造成傷害。

但是這個肘套並沒有預防的功效，所以還沒發生這類問題的人先戴上也不會比較好，反而會覺得動作被阻礙到很難動；如果戴上這種護具可以預防慢性勞損的話，那每個人都把全身用護具包緊緊的就好啦。

記住，滑鼠肘套只是個暫時性的輔助工具，若是沒有好好休息、正確使用你的手腕和手肘，那麼症狀還是會持續加劇。

此外，長期戴上肘套來抑制肌肉收縮，也會使得肌肉慢慢變得無力、也更脆弱，因此在非工作時間就別一直戴著了。

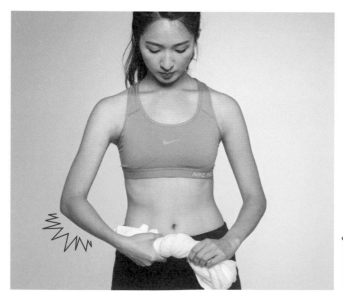

滑鼠肘比較嚴重的人，在扭毛巾出力時都會感到手肘痛。

❷ 滑鼠肘套怎麼選？

1 通常名稱叫做：網球肘束帶、手肘束帶、高爾夫球肘束帶……等，沒有男用或女用之別。

2 在醫療用品店、大部分的骨科或復健科診所、網路拍賣上都可以找得到。

3 購買時要直接試戴後活動看看比較準，留個1~2根手指能夠伸得進去的鬆緊度是剛好的。

4 價位大約在400~600元上下，主要差別在品牌，戴上覺得舒服最重要，不一定要挑大品牌。

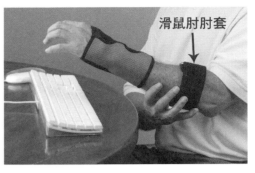

滑鼠肘肘套，只有環狀包覆於手肘下方，目的是給予伸腕肌群另外一個支點，減少最容易受傷的那段肌腱受力與疼痛。

❸ 手掌撐地／撐桌時疼痛？

許多人都會在手掌撐地時手腕疼痛，雖然平時不太會特別注意到，但像是在做伏地挺身，或是偶爾累了想用手撐住桌子休息一下時，就會開始疼痛。

這樣的疼痛有可能是伸腕肌群過於緊繃，甚至是輕微沾黏所造成的，可以試試看上面所介紹的**滑鼠肘按摩法**，將肌腱處的沾黏破除掉，進而放鬆伸腕肌群，之後再去撐撐看、檢查手腕的不適感有沒有下降？如果真的下降的話，就代表你很適合這個方法。

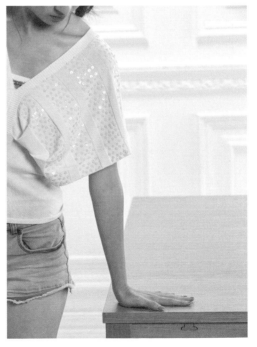

● 手掌撐地／撐桌時手腕疼痛。

A. 高危險群	1. 長時間使用電腦的上班族、電玩族。 2. 姿勢不良所引起。 　　EX：使用滑鼠手腕沒伸直、掃地用單手。 3. 工作中大量使用手腕者。 　　EX：家庭主婦、麵包師傅、廚師、服務生。 4. 工作中時常要出力抓握、撕開東西的族群。 5. 常見於 20~50 歲的青壯族群工作勞損。
B. 成因	伸腕肌群疲勞損傷、沾黏
C. 篩檢方法	手腕下壓測試。
D. 疼痛與症狀	1. 通常只會發生於**單側**，罹患時能夠在手肘**外側**發現明顯的壓痛點。 2. 嚴重疼痛時手肘外側會有明顯的脹痛感，局部皮膚也會有點紅腫。 3. 在手腕動作時除了手肘會痛外，有時連手背也會跟著痛起來。 4. 握拳時會感到無力、或是一握拳就痛，連要轉瓶蓋、扭毛巾、拿起筷子、杯子等簡單動作都會相當困難！ 5. 晚上睡覺時手腕局部會有明顯抽痛，影響睡眠。 6. 在工作時疼痛最明顯，但只要一停止工作、停止使用電腦一段時間後，疼痛感將會明顯下降。
E. 急性期自救	1. 冰敷 + 休息。 2. 止痛藥物備而不用。
F. 慢性期自救	1. 戒掉壞習慣、惡姿勢、減少手腕過度使力的動作。 2. 健保照超音波、徒手物理治療去沾黏。 3. 滑鼠肘按摩法。

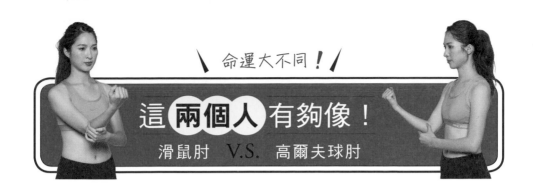

手肘肌腱損傷，還有一個跟滑鼠肘很類似的病症——「**高爾夫球肘**」。滑鼠肘與高爾夫球肘就像是親兄弟一樣，一個是因為負責手腕後翹的**伸腕肌群**（滑鼠肘）損傷所導致，另一個則是因為負責手腕前彎的**屈腕肌群**（高爾夫球肘）損傷而引起。

屈腕肌群是從我們的手肘內側連接到手掌，它負責手指、手腕彎曲出力的動作，從手肘內側連接到手掌。只要將你的右手的手心朝上放置於桌面上、握拳，左手摸著右手的手肘內側時會感覺到左手摸的地方會膨起一塊，這就是你的屈腕肌群。

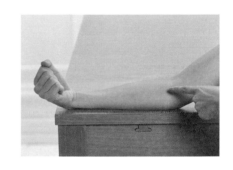

而當我們的屈腕肌群損傷而造成手肘內側疼痛時，就會被稱之為高爾夫球肘。之所以有這個稱號，是因為有許多高爾夫球新手以錯誤的姿勢大力揮桿，不慎拉傷了手肘內側的屈腕肌群肌腱而導致疼痛。不過，當然不只是打高爾夫球的人會罹患這個病痛，家庭主婦、攀岩者、清潔工以及任何需要大量用手抓握的，都有可能會罹患這樣的疾病。

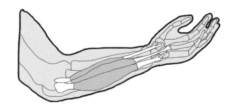

屈腕肌群圖

雖然高爾夫球肘的患者與滑鼠肘的患者有許多相重疊部分，而且抬重物之類的出力動作，都是二個肌群共同出力分擔的，**但由於屈腕肌群比起伸腕肌群還要強壯得多**，所以臨床上發現高爾夫球肘的機率，比起滑鼠肘還要少上許多。

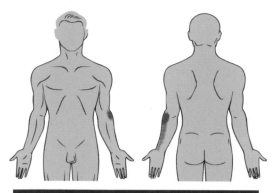

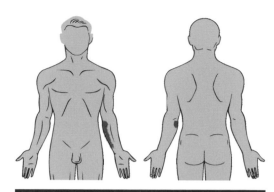

滑鼠肘疼痛範圍（手肘外側） | 高爾夫球肘疼痛範圍（手肘內側）

　　許多大量使用手腕出力工作的人，都是先罹患滑鼠肘，然後過度使用持續惡化下去，才會再接著罹患高爾夫球肘，變成手肘內外側都會痛的悲慘狀況。

　　另外，工作中手腕上提動作比較頻繁的人，例如拉提重物，則比較容易罹患滑鼠肘（伸腕肌群），而工作中手腕前彎動作比較多的人，例如攀爬、刷洗，則比較容易罹患高爾夫球肘（屈腕肌群）。

　　但也由於兩者的關係十分密切，因此有時候在臨床上治療**外側**的滑鼠肘沒有太多進展時，我們會嘗試去往**內側**的高爾夫球肘尋找是否有沾黏的部分與壓痛點？通常這樣雙邊處理過後，恢復速度會更理想。

　　由於高爾夫球肘算是一個比較少見的問題，因此我就不針對高爾夫球肘做詳細介紹了，只在下面跟滑鼠肘做一個比較。

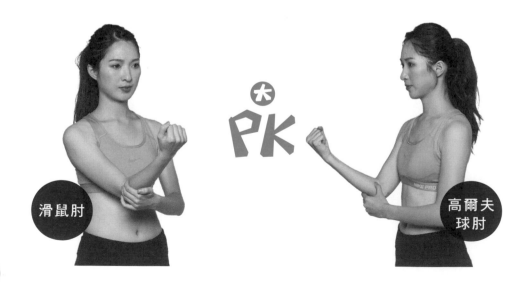

滑鼠肘　　PK　　高爾夫球肘

	滑鼠肘	高爾夫球肘
A. 疼痛範圍	分布於手肘**外側**。	分布於手肘**內側**。
B. 受傷部位	伸腕肌群。	屈腕肌群。
C. 導因	使用滑鼠姿勢不正確、手腕頻繁動作、搬提重物，造成伸腕肌群疲勞損傷。	手腕頻繁動作、搬提重物、攀岩，造成屈腕肌群疲勞損傷。
D. 高危險群	1. 長時間使用電腦的上班族、電玩族。 2. 姿勢不良所引起。 　　EX：使用滑鼠手腕沒伸直、單手掃地。 3. 工作中大量使用手腕者。 　　EX：家庭主婦、麵包師傅、廚師、服務生。 4. 工作中時常出力抓握、撕東西的族群。 5. 常見於 20~50 歲的工作勞損。	1. 工作中大量使用手腕者。 　　EX：家庭主婦、麵包師傅、廚師、服務生。 2. 工作中時常要出力抓握、刷洗的族群。 3. 喜好攀爬運動、攀岩者。
E. 疼痛與症狀	1. 通常只會發生於**單側**，罹患時能夠在手肘**外側**發現明顯的壓痛點。 2. 嚴重疼痛時手肘外側會有明顯的脹痛感，局部皮膚也會有點紅腫。 3. 在手腕動作時除了手肘會痛外，有時連手背都會跟著痛起來。 4. 握拳會感到無力或是一握拳就痛，連要轉瓶蓋、扭毛巾、拿起筷子、杯子等簡單動作都會相當困難！ 5. 晚上睡覺時手腕局部會有明顯抽痛。 6. 在工作時疼痛最明顯，但只要一停止工作、停止使用電腦一段時間後，疼痛感將會明顯下降。	1. 就連休息時也會明顯感覺到手肘**內側**脹痛，甚至會沿著前臂內側傳到手掌。 2. 握拳會感到無力或是一握拳就痛，連毛巾都抓不緊。 3. 晚上快睡著時，手肘內側的疼痛會更明顯，讓許多患者痛到睡不著覺。
F. 自癒速度	通常約 2~4 週就會恢復正常，但若是沒有改變使用電腦的環境，多數患者都會讓肌腱反覆地受傷，演變成慢性疾病，將使得病程延長 3~6 個月以上。	只要有好好休息與保護，症狀就不會拖太久，約略 1~2 個禮拜會復原。少數患者因反覆使用受傷肌腱而拖延至慢性期，1~2 個月才能完全復原。
G. 保健與治療	1. 冰敷＆休息。 2. 止痛藥備而不用。 3. 根除不良姿勢、減少讓手腕過度使力。 4. 健保照超音波、徒手物理治療去沾黏。 5. 自主滑鼠肘按摩法。	1. 冰敷＆休息。 2. 健保照超音波、徒手物理治療去沾黏。 3. 自主高爾夫球肘按摩方法。

5 腕隧道症候群（滑鼠手）

工作**習慣壞**，上班、騎車都**手麻**！

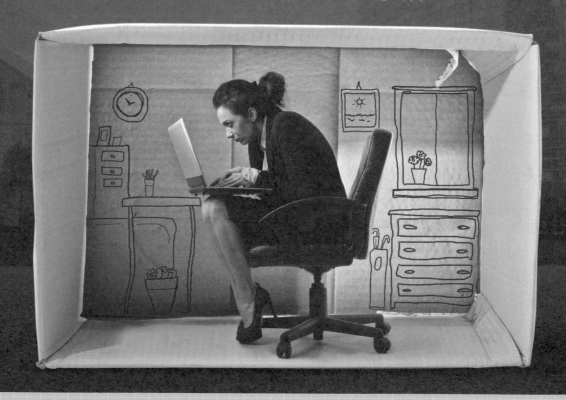

常見度 ★★★☆☆

- 長期使用滑鼠的上班族最容易得這個病，因此也被稱為「滑鼠手」，正式名稱為「腕隧道症候群」。

- 也經常發生於時常需要用手出力抓握、刷洗、拿鍋子的家庭主婦和廚師身上。

自癒力 ★★☆☆☆

- 症狀輕微的患者，只要不去壓迫掌側的腕隧道，通常手麻手痛的症狀都會在1~2個禮拜內迅速改善。

  但若是長期壓迫導致神經損傷，則會合併肌肉緊繃的問題，得要數個月至半年的積極處理，才能讓症狀明顯改善。

腕管綜合症、滑鼠手、鋼琴家手、腕骨隧道症、手腕管道綜合症、正中神經炎。

這個病主要是因為**掌根神經**受傷所導致，最常見出現在使用滑鼠姿勢不正確、使得掌根過度受壓的電腦族、時常會壓迫掌根的單車族，出力抓握使得手腕肌肉緊繃的勞工族的身上。

各年齡層的人都可能罹患這項疾病，通常只會發病於**單側**，但依照工作性質的不同，像是工作中兩手都需要大量抓握的作業員，就可能**雙側手麻**。症狀嚴重時，只要輕壓掌根就能夠明顯感受到**拇指、食指、中指**像是被電到一樣的麻感，若是疾病延續過久，更會發現患側手的大拇指下方，因為肌肉萎縮而**明顯凹陷**。但只要根除壓迫原因，使得神經功能恢復正常，一段時間的肌力訓練後，還是能讓萎縮的肌肉回復原樣。

症狀沒有那麼嚴重的患者，只有在工作時，像是使用滑鼠壓迫掌根、騎單車、拿菜刀時，才會感覺到手部的麻感，但平常時是不會有任何麻感的，不過也有不少患者會同時併發掌根周圍肌肉的發炎疼痛，因此掌根會有明顯脹痛感。

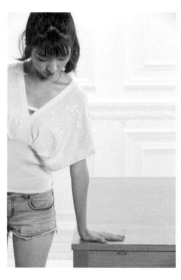

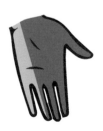

相關影片：
你的手在通電!?
（手麻、腕隧道症候群）

症狀❶

症狀嚴重者，用手掌去撐住身體時，就會導致手麻的症狀，另外像是長時間騎單車撐著手把，也會有類似的狀況。

症狀❷
手麻範圍

遍佈於「手掌側」的大拇指、食指、中指及一半的無名指有明顯麻感。

腕隧道症候群

它為什麼找上 你 ?!

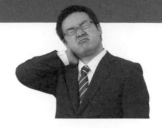

1 大華是位電腦繪圖師，長期都要使用滑鼠畫圖，每天都至少要畫8個小時以上，因此才工作幾個月後，拿滑鼠時手指就會有點麻麻的，像是有電流通過一樣，甚至連下班後，都還會有點麻。但即使不舒服還是只能硬著頭皮繼續畫下去，因為拿滑鼠幾乎是他工作中的全部。其實不只是他，所有同事都有手麻手痛的毛病，看誰撐比較久而已。

2 美蘭姊是小工廠裡的裁縫師，已經有30多年的資歷，算得上是工廠裡最資深的老師傅，雙手也跟著這份工作痠痛了30多年。而最近因為家中大掃除，不慎扭傷了手臂肌肉，使得工作中的不適感更加明顯，幾個禮拜後她更開始出現手麻的毛病，只要裁縫時手掌一壓到桌面就會麻到有點無力，讓她工作起來總是力不從心，但離退休只差1年的時間，她心想到底是該休息一陣子，還是把它硬撐完才好呢？

3 阿雞師是菜市場裡生意最好的雞肉攤，尤其老闆個性豪邁爽朗，雞肉又總是物美價廉，讓客人印象非常好，所以即使只有早上營業，每天都至少要剁50隻雞才賣得夠。但獨自一人經營雞肉攤，還是讓手熬出了一些毛病，他最近握菜刀時，比起以前有點無力，尤其每天工作中都偶爾會出現手麻的症狀，最可怕的是，他發現自己拿菜刀的右手，大拇指下方**凹了一塊**。

2013年時，曾有則新聞這樣報導著：某位保姆在幫嬰兒餵奶時，托住嬰兒頭部的手，經不住手麻而無力鬆開，嬰兒頭部直接撞擊地面，導致嚴重顱內出血去死亡。這位保姆手麻的原因其實就是腕隧道症候群。

而除了家庭主婦常有這樣的問題外，現代人使用3C產品，長時間滑手機、打鍵盤、用滑鼠，也容易演變成腕隧道症候群。不過說了這麼多，到底哪些人最容易有這樣的疾病？以及為什麼呢？在解釋之前先來試試看這個問題吧！

Q. 手麻的感覺通常是身體的哪個構造受損所造成的呢？

a. 神經　b. 肌肉　c. 韌帶　d. 骨頭

A. a. 神經受壓迫所造成的。

建議若是發現自己有這樣的情形，一定要先避免做會讓**手指頭麻**的動作，也因為**神經修復的速度非常緩慢**，所以最好要維持停止那些動作數個禮拜~2個月，確保神經能夠好好的自我修復。

除了改變工作的模式以外，也可以帶上手腕護套減少對於神經的壓力。注意，若是長時間忍受手麻、放任神經受損的話，將會對神經造成**不可逆的傷害**！屆時除了**永久性**的手掌肌肉萎縮外，抓握的力量也會明顯的不足，手指也將不再像過往那樣靈活。

除此之外，被電到的感覺、莫名無力感，也通常與神經有關。而這章的腕隧道症候群，即是手腕神經受到壓迫而受損產生的疾病。

別再壓了，神經都被你壓壞了啦！

在手掌根上方約略1公分的位置，有著一塊你用來撐住身體的普通肉墊，就像是貓咪的可愛肉墊一樣。但在這塊肉墊的下方其實有著一個非常精密的構造，我們稱之為「**腕隧道**」，它是個由骨頭組成的小隧道，裡面住著一堆負責手指抓握的肌腱（屈腕肌群），以及1條負責你手指動作訊息的**神經**，也就是我們這一章的主角。

而通常這條神經會因為2種狀況而受傷發炎：(1)**直接性的壓迫**、(2)**肌腱發炎而間接壓迫**。

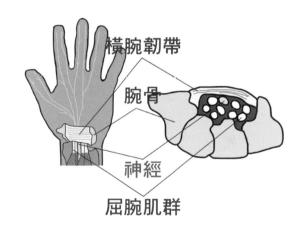

橫腕韌帶
腕骨
神經
屈腕肌群

● **手腕橫剖圖**
可以發現在橫腕韌帶下與腕骨之間，有著一個小通道，我們稱之為「腕隧道」，裡面藏著一條神經與數條肌腱。

❶ 直接性的壓迫

通常手掌有一塊肉墊能夠避免你在撐手時，壓迫到下面這條神經，但是當壓迫時間過長、力量過大時，那就另當別論了。常見的直接壓迫原因，像是使用滑鼠姿勢不正確、騎單車機車過久、做菜壓刀背……等等。

我有位朋友很喜歡騎單車，他與他的單車咖們相約用1個禮拜的假期騎

單車環島，好好體驗台灣一遍。結果一回來就開始跟我抱怨手麻的問題，而且從那之後，每次騎單車壓上手把，手都會麻到快握不住，讓他不得暫時離開自己的愛車一段時間。

其實他的問題就是因為環島時長時間騎單車壓迫掌根，使得神經發炎所導致的。而神經只要一發炎起來，就會變得非常敏感，任何輕壓都會讓它整個手麻起來。此外神經也**恢復的特別慢**，通常都要3個月至半年的時間才能夠完全恢復。

因此我建議他先休息幾個禮拜，等神經稍微消炎之後，將腳踏車改裝一下，去換個不會壓迫掌根的人體工學握把，結果只隔了2個禮拜就又看到他騎著腳踏車到處趴趴走了。

❷ 肌腱發炎間接壓迫

由上一頁的圖可以清楚看見，神經被屈腕肌群所環繞著，平常時大家都能夠相安無事地生存在腕隧道內，然而當患者因為反覆抓握出力，長期下來就會使得屈腕肌群慢性發炎，變得較肥大且無彈性，通通都擠在腕隧道內壓迫神經，而**神經走到哪也就會麻到哪**，使得大拇指、食指、中指，以及一半的無名指產生麻與無力的症狀。

這就像是你在非常擁擠的車廂內，被一群壯漢給擠到喘不過氣一樣，神經就是在腕隧道內被那群肥大的神經給擠壓到受傷。因此若是不去將肌腱給放鬆開來，不管怎麼讓吃藥打針、讓神經消炎，都不會有太大的效果。

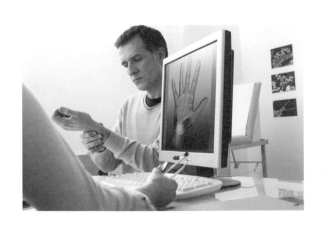

而這種情形常見於任何需要用手抓握出力的工作者們，像是家庭主婦、工廠技工、清潔工、裁縫師、水電工、裝潢工等……，另外，前項因為直接壓迫所造成手麻的患者，若還是繼續反覆壓迫、一直都沒有全好，而拖延太久變成慢性病，同樣也會出現肌腱發炎緊繃

的症狀，這樣就更難好了。

我有位患者立志要成為電競選手，天生反應就很快，也很勤奮練習，因此成績打得還不錯，但也就因為太勤奮練習了，每天都打10個小時以上，每天手腕都壓著，早就壓出手麻的毛病，但他還是硬忍著繼續練習。

結果神經受傷太嚴重，到醫院做神經傳導速率檢查，發現患側手比健側手的傳導速率慢了很多，直接影響他手指的速度，也讓他在比賽中的成績變差，單單在選拔賽的時候，就直接被淘汰出局。而找我求助時，他不僅僅是手腕神經發炎的問題而已了，整個手臂的肌肉都變得非常緊繃，也間接壓迫到了手腕的神經，因此得將整個**前手臂的肌腱**都用徒手治療去除沾黏、放鬆過，他的問題才真正獲得改善。

小心，這3種人的神經該繃緊囉！

1 電腦工作者

若是使用滑鼠時，沒有保持手腕伸直，反而讓手腕過度的反折或是前彎，都會使得手腕肌肉變得非常沒有效率，得要花上數倍的力量才能完成移動滑鼠這種簡單的動作，再加上沒有使用滑鼠墊，讓手腕**直接壓在桌面上**，則會造成腕隧道受到壓迫而**缺血受損**，因為使用效率不佳而導致前臂肌肉緊繃，再加上神經受到壓迫，就是這類患者時常手麻，怎麼甩都甩不掉的原因。

使用鍵盤時也一樣，若是沒

▼滑鼠使用方式

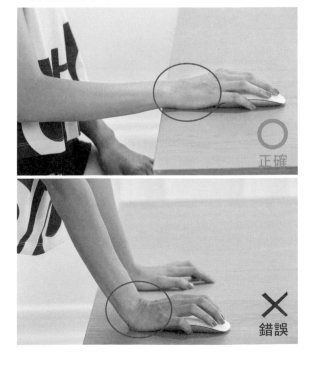

正確

錯誤

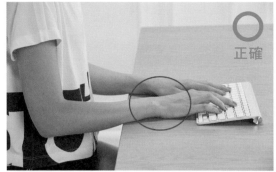

○ 正確

有保持手腕伸直，還將整個上肢的重量都用手腕撐著，就會直接壓迫腕隧道。因此所有使用電腦工作的上班族、公務人員、打字員等等，都容易因此罹患腕隧道症候群，這也是第一則故事裡大華的手麻原因。

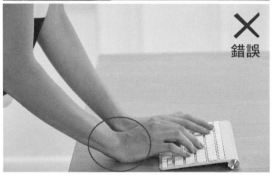

✕ 錯誤

2 大量使用手指抓握、出力者

工作中時常需要抓握的族群，像是**家庭主婦、清潔工、包裝員、技術工、水電工**……等等，都會使得屈腕肌群因為長期的疲勞損傷，而產生慢性發炎的情形，而這樣的慢性發炎，會使得肌肉變得緊繃，甚至使其周圍產生組織沾黏的問題，而間接的壓迫到手腕裡的神經。

而神經被壓迫太久之後，就會造成它負責掌管的肌肉開始逐漸萎縮，因此滑鼠手的患者若是拖延太久後，只要將雙手向上攤開比一下，就會發現有一邊的**肌肉明顯比較扁**，這就是典型的**肌肉萎縮**。這也就是為何故事裡阿雞師的大拇指下方凹了一塊。

3 使用掌根工作者

將身體重量壓在掌根上，會直接壓縮到腕隧道的空間，讓神經因此而缺血受損，造成手麻的症狀，例如**按摩師、廚師、單車族**等人身上都常發現這樣的疾病。這類患者只要停止壓迫掌根，麻感就會立即消失，但是當神經受損嚴重時，就連不去壓它也還是會手麻。

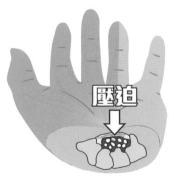

壓迫

● 長時間壓迫腕隧道，容易造成內部的神經缺血受傷。

不要搞錯了！
手麻到底是手、還是脖子出問題？

除了手腕神經受壓迫外，脖子的神經受壓迫也會導致手麻，而下面這2個簡單的方法能夠快速幫你篩檢，到底手麻是腕隧道症候群的問題，還是從其他地方傳來的？

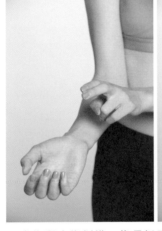
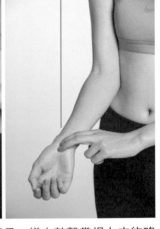

測試 ❶
手腕敲擊測試

這個方法可以直接刺激受損而變得敏感的神經。假若要測試的是右手，就將左手的食指與中指併攏，像是槌子一樣用指腹敲去擊掌根上方約略1公分的腕隧道。如果真的是腕隧道症候群，則每敲一次右手就會麻一下。

● 食指與中指併攏，像是槌子一樣去敲擊掌根上方約略 1 公分的腕隧道。

測試 ❷
手背對背測試

雙手的手背互相靠在一起，並維持60秒。若是過程中有引起平時手指的麻感，那麼就很有可能是腕隧道症候群。這個方法能夠壓縮腕隧道內的空間，若是本來就有腕隧道狹窄的問題，就容易因此而產生手麻的症狀。

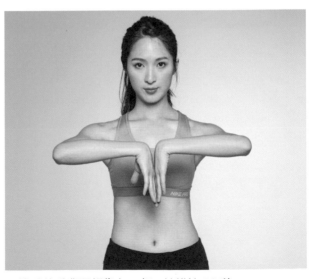

● 雙手的手背互相靠在一起，並維持 60 秒。

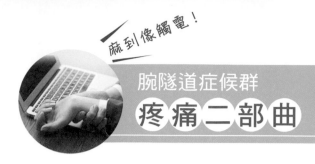

麻到像觸電！

腕隧道症候群
疼痛二部曲

❶ 急性期 神經因受損而嚴重發炎。

症狀 只要符合下列其中一項，就代表你正處於急性期的腕隧道症候群：

1 就連休息時也覺得患側手的拇指、食指、中指，以及一半的無名指會麻。

2 晚上睡覺時會手麻到睡不著。

3 手指無力，拿筷子、拿筆會有困難。

急性期。自救法

目標 暫停手腕一切動作，降低神經的嚴重發炎、緩解手麻症狀。

自救 ❶ 冰敷＋休息。

腕隧道內的嚴重發炎只要受到輕微的壓迫，或是做任何手腕的動作，都會牽拉到腕隧道的神經，使得症狀更嚴重，因此麻到快令人受不了的這個時期，就該讓患側手好好休息，避免再去戳神經任何一下。另外也可以冰敷在掌根的位置，降低腕隧道內的發炎反應，建議冰敷次數是每回15分鐘休息5分鐘、每天重複3回。

自救 ❷ 穿戴護具，強制固定手腕。

由於日常生活中的大小事都需要用到手，因此患者即使麻到受不了了，還是會不經意的使用到患側手，無法讓手好好休息。這時你可以去買個一個腕隧道症候群的專用護具，強制固定住你的手腕。

腕隧道內發炎腫脹是造成神經受壓迫、損傷的主要原因，因此只要降低腕隧道內局部發炎現象，就能夠快速緩解症狀。但有許多患者在接受醫生的消炎藥、甚至類固醇等強效消炎針劑後，只有短暫的舒緩症狀，沒隔幾個禮拜又再次復發。

這主要是因為患者在治療之後，就以為症狀完全改善可以為所欲為，沒讓手腕好好休息，又不停的壓迫腕隧道，且平時手腕的不良姿勢沒有改變，很快地就會使得腕隧道又再次發炎腫脹回去。如果真的做到好好休息，就算不做任何自主運動，通常是可以恢復正常的，但由於手腕在日常生活中都會用到，除非找到壓迫的原因，否則很難自己好起來。像之前有位患者，他只是習慣單手用手機打字，沒想到隨著手機尺寸變大，單手打字的時候，**手機的邊邊角角正好就壓在他手腕的神經上面**，所以在我幫他找出壓迫損傷的原因前，他根本不知道這個小動作會讓他手麻更嚴重。

而更有許多人只要手一麻就要求醫生幫他施打類固醇，結果使得組織變脆、變薄，更容易損傷，也更難完全復原。所以除非真的症狀已經嚴重到難以工作和睡眠的時候，才建議施打類固醇，否則都建議使用非類固醇的消炎藥，甚至**不要打針劑**。並且在打完之後還是要讓手腕好好休息，改變讓你手腕受傷的壞習慣。

❷ **慢性期** 急性期舒緩後、神經因長時間壓迫而導致的慢性發炎。

症狀 此時期並不會像急性期一樣整日手麻，而是在壓迫掌根一段時間時，才會誘發出拇指、食指、中指的麻感，然而只要一把手拿開幾分鐘，讓掌根不再被壓迫，手指的麻感就會快速散去，好像沒問題一樣。

也由於症狀不一定會那麼明顯，不會說一壓就讓手指麻到像是被電到一樣，因此可以靠著前面提到過的手腕敲擊測試、手背對背測試，來簡單的判別一下自己是不是這樣的問題。

慢性期。自救法

目標 消除腕隧道內的沾粘、加速神經修復、避免再次復發。

自救 1 戒掉壞姿勢。

大多數腕隧道症候群的患者，都是因為長期姿勢不良而引起的，例如前面所提過的使用鍵盤與滑鼠時，沒有保持手腕伸直，還壓著腕隧道當作支點，久而久之當然會受傷發炎。

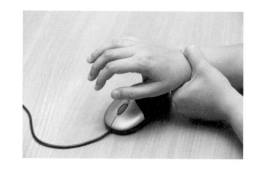

而長時間使用手腕工作者，若是不希望手麻的症狀持續惡化，就得要避免在工作中做出會讓手更麻的動作，或是每工作1個小時就休息個幾分鐘，在非工作時段多做後面的**自救運動**來保養腕隧道內的神經和肌腱。

自救 2 徒手物理治療去除沾黏。

這時期的手麻症狀是因為腕隧道周圍的慢性發炎及沾黏，影響到內部肌腱與神經的滑動，才誘發出不適感。因此可以藉由徒手物理治療將周圍的沾黏給去除掉，並牽拉放鬆神經來幫助神經修復，這些都建議你親自找物理治療師做諮詢比較詳細喔。

自救 3 手腕伸展運動。

手臂肌肉的緊繃，也會使得神經受到壓迫，因此適度的放鬆手臂肌肉，對於神經的修復有良好的幫助。

自救 4 神經牽拉運動，加速修復。

由於神經上的特殊微血管構造，使得反覆拉放神經能夠幫助其微血管循環，進而促進養分供應、幫助組織修復，就像是讓神經呼吸一樣。通常單純腕隧道症候群的患者，做一做這個運動，就能讓麻感減緩許多了！

腕隧道自救運動

1 手腕伸展運動

身體挺直,十指於胸
前交扣做預備。

手臂伸直將手掌往外
推,至最遠距離時停
留5秒再回到胸前,
重複20回。

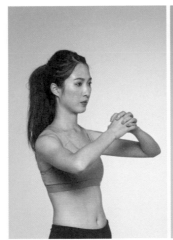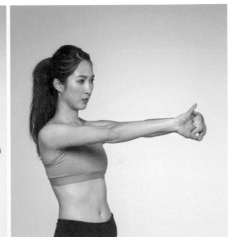

2 神經牽拉運動

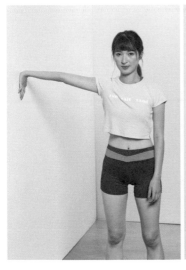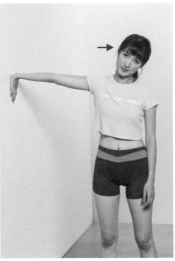

站姿預備,將手掌貼在牆
上,手臂和肩膀一直線,手
肘打直、手指朝下。

將頭往另一側傾斜30度,這
時就會明顯感受到手臂有條
東西被拉緊,代表你的神經
有被拉扯到,停留1秒就回
復原位,並且重複20次。

治療師 小 提 醒

1 切忌不可做得太快、太用力,除了會頭暈外,脆弱的神經也禁不起
太大力的牽拉。

2 每次頭向另一側倒時,只停留1秒,不能太久,一直牽拉著神經反
而會受傷。

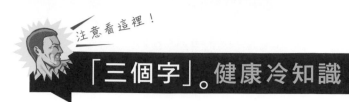

「三個字」。健康冷知識

❶ 孕婦的自發性腕隧道症候群

許多懷孕期的婦女都說，自己只有偶爾才會滑滑手機、打打電腦，而平常掃地、煮飯、洗衣……等等的家事都是老公在做，自己根本就像是被供著一樣養，根本沒有反覆使用手腕和手指抓握，或是任何壓迫腕隧道的動作，但卻還是得了腕隧道症候群，手指麻得不得了，覺得非常匪夷所思！

其實，孕婦這樣自發性的腕隧道症候群，大多發生在懷孕的後期，也就是大概最後 3 個月的時候，會因為四肢循環不良而造成末梢水腫，也使得腕隧道內壓力升高，導致神經受壓迫。

因此這類**懷孕水腫**所導致的腕隧道症候群，除了好好讓手腕休息外，也可以利用下面的**幫浦運動**幫助末梢循環，減少腕隧道水腫的情形，或是尋求醫師用藥物來消水腫。如果完全不管它，其實四肢循環不良的問題也會在產後逐漸恢復正常，手麻的症狀也會自然改善。

● 幫浦運動

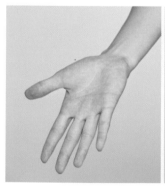 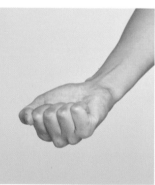

● 將雙手打開變成布，再將雙手握拳變成石頭，並在布與石頭間反覆動作。頻率大約為 1 秒開握 1 次，1 天至少做 100 回。

❷ 手麻久了，當心肌肉萎縮

大家可能都知道，許多老人長期臥病在床會變得消瘦無力，全身肌肉軟趴趴的。這是因為長期不活動所引起的肌肉萎縮，醫學上稱為「肌肉廢用症」。但你可能不知道，**這個肌肉廢用的速度快得有多驚人！**參考過去的研究會發

現，肌肉若是完全不使用，經過20天就會萎縮到只剩下**原來肌肉量的一半**、而只要3個月就會降到最低點，**只剩下原本肌肉量的5~10％！**

神經損傷後，除了末端會產生竄麻感，也會因為神經失去功能，使其所支配的肌肉無法被控制，這就是你手麻後會產生無力感的原因。隨著神經損傷的情形越嚴重，無法控制的**肌纖維**也會跟著變多，長期下來這些你雖然想用、**卻無法隨著你意志使用的肌肉們將會逐漸萎縮**，所以你大拇指下方的肌肉才會凹了一塊。

因此有腕隧道症候群的朋友千萬不能輕忽，最好是在早期症狀輕微時就積極解決問題，若是等到症狀嚴重時才有危機意識，不僅要花更多的時間去治療，手部肌肉也早已萎縮了不少。失去神經支配的**肌肉20天就會萎縮50%**，而要讓這50%的肌肉量恢復，沒有一年半載是難以達成的。

❸ 腕隧道開刀好嗎？有什麼後遺症？

前面有提到，腕隧道內發炎腫脹，會使得得神經受壓損傷，而腕隧道手術的原理，就是直接將上方包覆住神經與肌腱的韌帶切開，就像是把一面牆給直接拆掉一樣來降低神經壓力，而且少了這條韌帶並不會對日常生活造成什麼影響。

但最麻煩的其實是術後沾黏的問題，曾經遇過一位患者，因為腕隧道手術的術後沾黏，使得她手部肌肉緊繃，時不時還會麻一下，在病人不斷的抱怨下，醫生也只好再幫她開一次刀。但第2次術後幾個月過去，她除了抱怨手偶爾還是會麻以外，手腕也因為疤痕與沾黏問題一直都卡卡的，連握拳都握不實，最後只好轉介復健部。但由於是術後的3個月，還在同一個地方開2次刀，因此沾黏的特別嚴重，復健成效不彰。

但也有許多人開完刀就被治好了，並不是每個人開完刀都還是會麻，不過能不開刀就盡量別開刀，尤其精細複雜的腕關節，非常容易因為術後疤痕的攣縮與沾黏，限制住手腕的筋膜，造成關節活動角度受限。

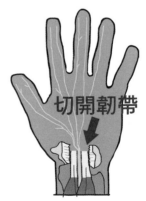

切開韌帶

▲ 手術切開神經與肌腱上的韌帶使其減壓。

若是做了3~6個月的保守治療都沒有明顯改善，或是拇指下方的肌肉已經明顯萎縮凹一塊的話，才會建議去開刀。並且在術後及早做復健，才能預防沾黏、維持關節活動度與肌力，進而減少術後後遺症。

❹ 手麻也有可能是脖子的問題

因為脖子神經被壓到而手麻的比例，比起因為手腕神經被壓到而手麻的比例，要高上很多！但是真的是脖子有問題的患者，並不一定會有脖子痠痛或緊繃的問題，也不一定會有手臂麻的症狀，這使得一般人大部分都會直觀地避開脖子出了毛病的假設，一直關注在麻掉的手部，以及手到底是受了什麼傷。

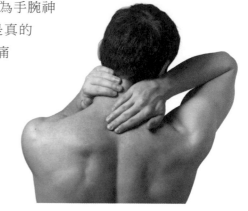

如果你想確認到底是不是因為脖子而導致的手麻，有幾個比較簡單的辨認方法：

1 脖子的動作會誘發出手麻

如果你的脖子在左右旋轉、低頭、看天花板等等動作中，其中一項會導致你的手更麻的話，那就可以合理懷疑是因為頸部神經受到刺激所引起的。

2 麻的地方不只是手指，而是整隻手臂

所謂的滑鼠手，指的是手腕神經受到壓迫而產生的手麻，而神經受傷時，只會麻往離身體更遠的地方，**因此滑鼠手只會麻在手指**。但如果你會**整隻手臂**都麻，就代表是因為脊椎周圍的神經受傷所造成的。

3 滑鼠手治療無效

若是你做了滑鼠手的徒手治療、開刀，都還是沒被治好的話，就該懷疑問題並不是滑鼠手所造成的，雖然這代表著前功盡棄，但也代表你的問題更有可能是因為脊椎神經受傷所引起的，也離真正的問題核心更近一步了。

❺ 大塊滑鼠墊的好處

有些人使用電腦時會選擇那種凸一塊的滑鼠墊，或是在掌根下方特意地墊一塊小毛巾來隔開，雖然都有達到避免掌根受到直接壓迫的目的，但是在使用滑鼠時，也會變成手腕被固定在一個位置，因此你在左右滑動時，都只是手腕在左偏右偏，這

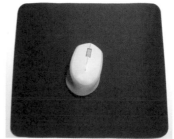

▌ 大塊滑鼠墊除了滑鼠的空間比較自由外，滑鼠墊也剛好可以直接隔開掌根與桌面來緩衝。

些動作都只有使用小肌肉(伸腕肌群)來出力，若是出力的次數太過頻繁，久而久之還是容易罹患滑鼠肘。

而我個人是偏好使用大塊的滑鼠墊，這樣除了滑鼠的空間比較自由外，滑鼠墊也剛好可以直接隔開掌根與桌面來緩衝。此外，由於手腕沒有被固定住，因此在使用滑鼠時，就可以用**手肘的彎曲伸直**，來帶動滑鼠的移動。而負責手肘彎曲伸直的肌肉，是上手臂的二頭肌、三頭肌，它們相較於前臂的伸腕肌群來說是大肌肉，更能負荷重量也更耐操，因此在頻繁的使用滑鼠後也不容易會有痠痛的情形。

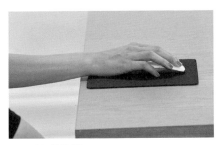

● 一般滑鼠墊

❻ 腕隧道症候群專用護具怎麼挑？

1 通常名稱叫做「腕隧道症候群護具」、「護腕」。沒有男用或女用之別，護腕的款式有很多種，建議是跟醫療單位詢問過後，再讓他們幫你選。

2 在醫療用品店、大部分的骨科或復健科診所、藥局、網路拍賣上都可以找得到。

3 購買時要直接試戴後活動看看比較準，留個1~2根手指能夠伸得進去的鬆緊度是剛好的。

4 價位大約在400~600元上下，主要差別在品牌，戴上覺得舒服最重要，不一定要挑大品牌。

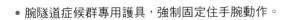

● 腕隧道症候群專用護具，強制固定住手腕動作。

腕隧道症候群 懶人包

A. 高危險群	1. 電腦工作者，使用滑鼠姿勢不正確。 2. 大量使用手指出力抓握者。 　　EX：家庭主婦、清潔工、包裝員、技術工、水電工。 3. 使用掌根工作者。 　　EX：按摩師、廚師、單車族。
B. 成因	掌根神經受傷
C. 篩檢方法	1. 手腕敲擊測試 2. 手背對背測試
D. 疼痛與症狀	1. 拇指、食指、中指，以及一半的無名指會麻。 2. 晚上睡覺時會手麻到睡不著。 3. 手指無力，拿筷子、拿筆會有困難。 4. 症狀嚴重時，只要輕壓掌根就能夠明顯感受到拇指、食指、中指像是被電到一樣的麻感，若是疾病延續過久，更會發現患側手的大拇指下方，因為肌肉萎縮而明顯凹陷。
E. 急性期自救	1. 冰敷 + 休息。 2. 穿戴護具，強制固定手腕。 3. 施打消炎藥物，短暫止麻。
F. 慢性期自救	1. 戒掉壞姿勢。 2. 徒手物理治療去除腕隧道周圍沾黏。 3. 手腕伸展運動。 4. 神經牽拉運動，加速修復。

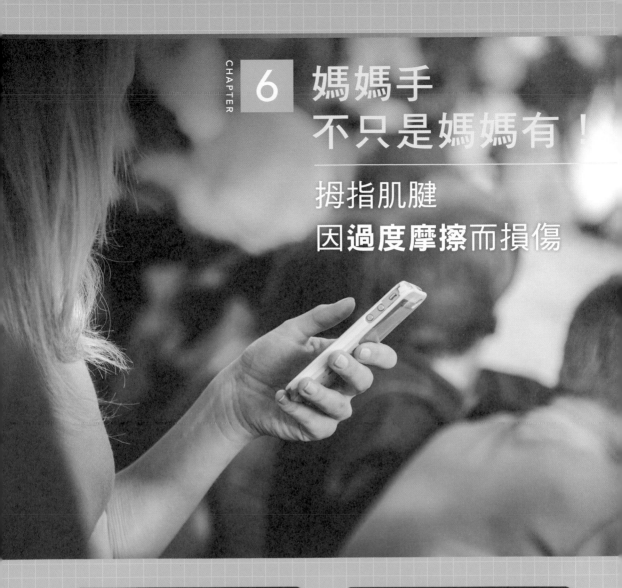

CHAPTER

6 媽媽手
不只是媽媽有！

拇指肌腱
因**過度摩擦**而損傷

常見度 ★★★★☆

- 極度常見於日常生活中。

- 通常只要數個小時的反覆使用虎口或是大拇指出力，就會出現輕微的媽媽手症狀。

自癒力 ★★★☆☆

- 通常這種小肌腱發炎，只需要最多1~2個禮拜的時間就會自然恢復正常，但還是老話一句：如果一直沒有改變自己的習慣，仍然持續過度使用受傷的肌腱，就會讓症狀延續數個月之久。

狄魁文氏症候群、拇指狹窄性肌腱滑膜炎、狄魁文氏狹窄性腱鞘炎、爸爸手、拇指背側肌鍵炎、拇指腱鞘炎。

相關影片：
▼
只是滑手機、做家事，為何拇指會莫名的緊繃呢？

媽媽手其實就是拇指的肌腱炎，也是大多數人**拇指疼痛無力**的主要原因，大部分都是長期疲勞損傷所導致。最好發於新手媽媽、家庭主婦身上，因此被稱為「媽媽手」。除此之外，也常見於到處都低頭滑滑滑的手機族、電玩族，以及工作中有許多手指抓握、撕、捏動作的族群們，他們都大量在生活與工作中使用拇指。

這個病不分年齡，只要有**大量使用拇指**的工作者，都有可能罹患，通常是在**單側慣用手**。發病時在**拇指根部的背側**發現明顯的壓痛點，症狀嚴重時整個拇指根部會輕微紅腫，甚至能從皮膚上發覺溫度較高，整個拇指根部都會持續脹痛，像是廢了一樣難以使上力，連握筆、拿筷子這種小動作都有困難，在動作時更是會明顯誘發出局部的刺痛感！

而待症狀緩和後，雖然疼痛感明顯改善，但還是會覺得拇指像是被什麼東西黏住了一樣，使用起來不是那麼順暢，總是卡卡怪怪的。甚至在某些需要用到較多拇指的時刻，會特別容易誘發出拇指的痠痛感。

建議若是發現自己的拇指有明顯脹痛感，可以先靠著**冰敷**來緩解疼痛，並且停止任何一切會用到拇指出力的動作，讓拇指肌鍵能夠有時間好好地自我修復。

另外，記得找出自己錯誤使用拇指的習慣並改善它，例如有些人喜歡用拇指玩手機、打遊戲；有些新手

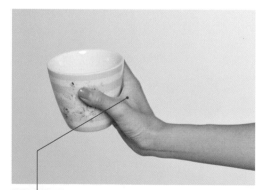

症狀 ❶ 以虎口夾物取物時，會明顯感到拇指背側痠痛和發麻。

媽媽會用單手去抓住小嬰兒，使得拇指負擔過大，這些小習慣的改變，才是真正能夠根除疾病的關鍵。

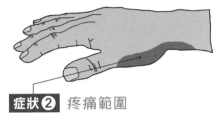

若是工作中時常需要用**虎口**去夾物、壓捏的工作者，也會因為大量使用到拇指背側的肌肉，而發炎產生媽媽手。而大多數患者只要有適度休息，症狀都能夠在1、2**個禮拜內**快速改善，但若是拖延太久，進入媽媽手的慢性期的話，就會使得拇指肌鍵和周圍的組織產生沾黏，變成即使再怎麼休息，都還是會覺得拇指異常緊繃，並且只要稍微多工作一下就會再次發炎。

我有位患者長期在紐西蘭工作，特別排出1個月的長假回來探親和看病，而她的問題很單純，由於她是在麵包廠工作，時常要用拇指勾住沉重的烤盤，久而久之就演變成了媽媽手的毛病，除了痠痛以外，更出現了無力的症狀，讓她工作效率大減。

因此她一回台就直接跑來找我做1個禮拜2次的自費治療，過程中我發現她的拇指背側有非常嚴重的肌肉緊繃與沾黏問題，這些都會讓她的拇指使用起來非常沒有效率，尤其整天工作下來，肯定會造成肌腱受傷發炎。

在經過4次徒手治療去除沾黏與肌肉放鬆後，肌肉的緊繃感已有明顯改善，沾黏也被拿掉了一大半，但還是建議她在回紐西蘭工作後，要試著去減少拇指的使用量，並且用護具來包護住拇指關節。

後來她在回國後，還是有與我聯絡，她說雖然偶爾還是會有點痠痛，但是比起過去已經改善非常多，而且工作時的疼痛在下班後就不會再出現了。

它為什麼找上你?!

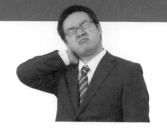

1 小雨非常喜歡嬰兒,只要看著他們肥嘟嘟的臉,就會不由自主的笑了起來。因此當她知道表姊生了一對雙胞胎,就立刻自告奮勇成為他們的長期保母,只要一有空就會去看看這對雙胞胎,餵奶、換尿布、哄小孩、抱小孩她都樣樣精通,有時候她還會為了陪小嬰兒而在表姊家過夜。然而她習慣在餵奶的時候,一手用虎口撐住嬰兒的脖子、一手餵奶,也常常只用兩隻手的虎口抱起小孩,因此才過不到一個月,她這不專業的保姆,就把自己弄出了一些小毛病,顧完小孩後總是在喊拇指疼。

2 夜市裡總是非常忙碌的鹽水雞老闆吳伯,用起剪刀來相當俐落,20秒就能將一隻雞腿完美去骨。看他處理這些食材就像是場剪刀秀一樣,總是讓客人們看得目不轉睛。然而每天剪刀至少都要開合上千次,即使刀鋒再俐落,長期下來還是有了職業病,客人太多時總會剪到拇指非常痠痛。雖然這種痠痛情形只要收攤後休息一下就會好轉,但最近就連沒做事時都會覺得拇指緊緊卡卡的,一直隱隱作痛讓他非常不舒服。

3 從小就玩著掌上型遊戲機長大的阿澤,不過也才30多歲而已,遊戲年齡就已經高達25年了,可以說是活到老玩到老的典範。現在他改玩手機遊戲,想玩可以快速玩,想藏也容易藏,是個上班時偷閒的好工具,不過最近能讓他偷閒的時間似乎是太多了,竟然玩手機玩到拇指痠痛腫脹,搞得連工作時握滑鼠都會痛。

人手一機的現在,拇指疼痛的媽媽手早已不只是媽媽們的專利了,尤其在日常生活中,不管拿什麼東西都一定要用拇指幫忙出力,因此光是少了一根拇指,手幾乎就廢了一半,這也是為什麼媽媽手會如此的惱人。但究竟是哪些事情讓你得到媽媽手、害你拇指疼痛?

1 平常大多時候都用拇指在滑手機。

2 工作中常需要用到拇指出力,例如用釘書機、拿碗盤、包裝、蓋章。

3 剛成為新手媽媽,或是即將成為一位媽媽。

如果你3項都符合的話,就要特別小心囉,可能就快要得到媽媽手了!

1指做4指的工作！

如果一定要切掉一根手指頭的話，我肯
定不會選擇拇指，因為拇指比起其他指頭的
CP值來得高太多了！你可以用拇指配食指拿
東西、你也可以用拇指配中指拿東西，但你
絕對不可能用食指配著中指拿東西吧？

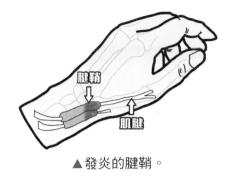

▲ 發炎的腱鞘。

但也就是因為這樣，使得拇指非常容易被過度使用，這就像是有個矮壯人
與4個高瘦人，組成一家搬運公司接案子。然而每次搬東西時為了求平衡，他都
會自己搬一邊，讓另外4個人搬另一邊，自己一人承受4人份的工作重量，雖然
累但是效率高。不過每天都這樣操勞，又不像其他4個人一樣可以互相分擔，即
使是再鋼鐵的身體，總還是有累壞的一天。

而我們拇指後側的肌腱，圍繞了一小段的腱鞘，就像是刀劍的劍鞘一樣，能
夠保護並穩定住肌腱、順暢滑動。然而媽媽手的形成原因，就是因為拇指頻繁的
使用，或是負荷的重量太大，使得肌腱與腱鞘之間因為過度的摩擦而損傷發炎。

小心！這3種人是高危險群

1 工作中反覆抓握的族群

需要頻繁抓握或使用虎口出力的人，第二則故事裡的吳伯就是因為每天
的工作中都需要開合剪刀上千次，使得肌腱與腱鞘之間摩擦損傷。另外，不停
蓋印章、按釘書機的櫃檯人員，生產線上負責的包裝工等……這些需要頻繁抓
握、使用拇指出力的人，非常容易罹患媽媽手。

2 新手媽媽們

這項疾病也特別常見於懷孕後期、剛生產完的婦女身上，因為這時人體會
分泌「鬆弛素」，除了能夠幫助在生產的過程更順利外，也會使得身體所有的肌
肉韌帶都變得脆弱、容易受損，再加上產後照顧小孩、做家事，都需要大量使
用到拇指，這也是為何被稱之為「媽媽手」的原因。

3 手機遊戲狂熱者

除了上面這2個原因外，幾乎人手一機的現在，滑手機也成為了媽媽手的常見原因之一，尤其許多人搭大眾運輸工具時，都緊握著手機，再以大拇指滑手機，就算只打少少幾句話都需要拇指在螢幕上滑數百下，當然會得媽媽手囉。

不要搞錯了！
小測驗告訴你是不是媽媽手？

測試❶
拇指伸展測試

將拇指包於4指之中握拳，並將拳眼朝上，此時拳頭往小指側下壓，若是肌腱與腱鞘之間有滑動不順的問題，做這項測試就會非常痛，能夠誘發平時大拇指後側的疼痛不適，代表有媽媽手的症狀。

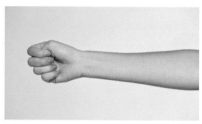
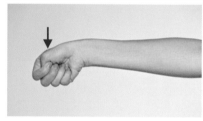

▲ 拇指握於四指中，並往小指側下壓，會誘發出大拇指後側的疼痛。

測試❷
拇指上抬測試

拇指微微翹起，再用另一隻手的食指輕壓下去，而拇指要出力維持在原位不被壓下去，來測試拇指後側肌肉的出力情形。若是過程中會誘發出平時的不適感，代表可能有媽媽手的問題。

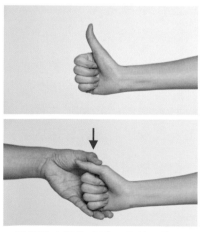

▲ 受傷的大拇指比讚，另外一隻手把它壓下去，看過程是不是會痛？測試肌腱有沒有損傷。

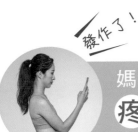

發作了！

媽媽手
疼痛二部曲

① **急性期**　長期累積的勞損所引起的急性發炎。

痛法　只要符合下列其中一項，就代表你可能正處於急性期：

1 休息時也會明顯感覺到拇指背側根部的脹痛。

2 抓握取物時，會覺得拇指疼痛使不上力。

3 晚上快睡著時，拇指根部的疼痛將會更明顯。

急性期。自救法

目標　降低局部旺盛的發炎反應，緩解拇指根部劇烈的疼痛。

自救 ①　冰敷＋休息。

媽媽手所導致的拇指後外側疼痛，大多都是因為長期過度使用，到達某個臨界點而突然爆發的劇烈疼痛，甚至還會讓拇指無力抓握，嚴重影響日常生活。發生這類劇烈疼痛時，應該立即冰敷在拇指後外側的痛點，減緩其發炎反應，並且好好休息。

建議每回冰敷 15 分鐘，每天至少 3 回，若是在最疼痛的急性期，就要做好冰敷加上好好的休息，症狀通常都會在 1~2 個禮拜內明顯改善，否則拇指的不適感將會拖延數個月之久。

自救 ② 止痛藥物備而不用。

由於媽媽手是肌腱與腱鞘之間的摩擦發炎，因此各類抗發炎的止痛藥物，都能夠快速降低不適感，但通常幾個小時藥效過去後，疼痛和肌腱受傷的問題仍然存在。因此建議平時不必把止痛藥照三餐吃，而是在拇指疼痛嚴重到會影響工作、睡眠、情緒時，趕緊吃下一顆止痛藥舒緩不適感。但吃完之後還是要強迫讓拇指好好休息，讓受傷的組織有足夠的時間癒合，否則吃再多的止痛藥都沒用。

② 慢性期 急性期發炎好轉後 or 長期累積的損傷。

症狀 此時拇指根部的持續脹痛感明顯緩解，只有在反覆使用拇指時才會誘發出痠痛或刺痛感。患者可以在拇指根部背側發現明顯壓痛點，並且常會不自覺地想去按壓揉捏此處，總覺得拇指卡卡的，不像健康拇指一樣靈活。

但有些患者症狀並不是那麼明顯，只有單純拇指根部痠痛而已，這時就可以靠著前面提過的小測試來協助判別。

慢性期。自救法

目標 除去局部的沾黏情形，讓肌腱與腱鞘之間能夠順暢滑動。

自救 ① 徒手物理治療、健保超音波去沾黏。

這時的媽媽手主要是因為受傷後所產生的組織沾黏，導致拇指不靈活，也比較容易痠痛。在健保下的處理方式大多是以超音波打在痛點，但機器無法辨識沾黏嚴重的地方在哪、有多深？因此效果非常有限。

若是在健保超音波的治療下沒有顯著成效的話，可以去找物理治療師，直接針對沾黏最嚴重的地方做徒手去沾黏，並放鬆掉局部僵緊的肌肉，若是處理得當的話，通常 1、2 次的治療就會有明顯改善。

自救 ② 肌腱伸展運動

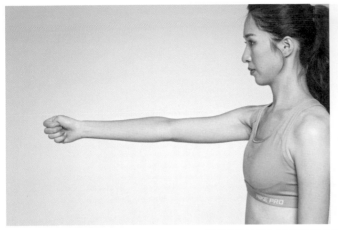

手臂打直，4指包住拇指，並將拳眼朝上。

將拳頭往小指側下壓，並停留5秒伸展拇指肌鍵，再回至原位。建議每回重複20次，每天3回。

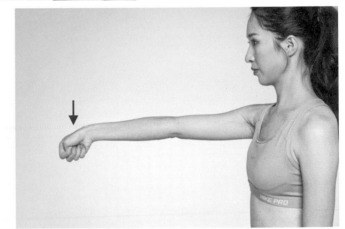

自救 ③ 媽媽手簡單按摩

媽媽手受傷的肌腱其實很容易找出來，只要將拇指往後、往上翹起，就會發現在拇指根部有一個明顯的凹溝，據說以前的人都會把鴉片放在這個凹溝裡直接吸食，因此我們都稱之為「鼻煙壺」（Snuff box），而媽

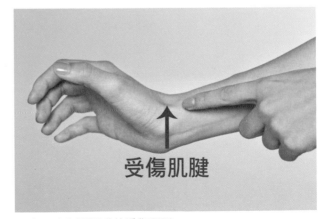

▲鼻煙壺與媽媽手的受傷肌腱。

媽手受傷的肌腱，就是鼻煙壺外側的那條。

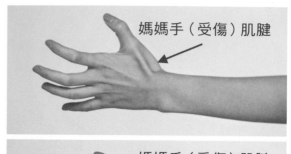

媽媽手（受傷）肌腱

此時若是發現這條肌腱上有明顯壓痛點，千萬不要一直想去戳揉它，這樣只會越戳越腫而已，建議用下面示範的方法簡單按摩、去除沾黏。

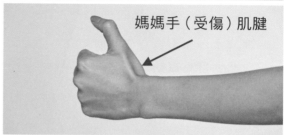

媽媽手（受傷）肌腱

做法

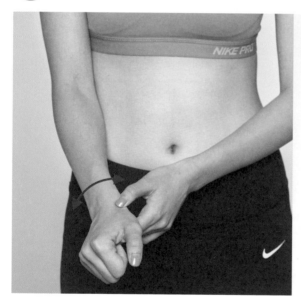

將另一手的大拇指輕放在患側肌腱的壓痛點上，不必特別深壓。

按摩時壓在上面的拇指不動，而是以1秒1次的速率，左右轉動患側手的手腕，讓受傷的肌腱在拇指下垂直滑動，就像是撥琴弦一樣。

治療師 小提醒

這個方法能夠去除肌腱上的沾黏，在慢性期非常有用，建議每回做20下，每天重複3回，做完之後可以試試看再做一次「**拇指伸展測試**」，觀察疼痛感有沒有下降？而如果越做越痛的話，通常都是因為你按壓得太大力囉。

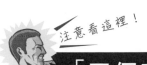

「三個字」。健康冷知識

① 需要使用「媽媽手護腕」嗎？

這個護腕本身並不具有任何療效，不會給你什麼磁場、氣場、或是什麼奇怪的超自然力量來幫助血液循環。它的作用就只是完全固定住你的拇指，強逼它好好休息。因此若是你在戴上後，還硬是要用拇指來做事，那這個護具就白買了，只會讓你更不舒服而已。

另外，要特別注意的是，若是綁得太緊，將會阻礙局部的血液循環，使得患處更難好，因此穿戴時要預留一根手指能夠塞進去的空間。

② 護腕怎麼選？

1 名稱通常叫做：「媽媽手護腕」、「拇指型護腕」。

2 在醫療用品店、大部分的骨科或復健科診所、藥局、網路拍賣上都可以找得到。

3 購買時要直接試戴後活動看看比較準，護腕下方留個1~2根手指能夠伸得進去的鬆緊度是剛好的。

4 價位大約在400~600元上下，主要差別在品牌，戴上覺得舒服最重要，不一定要挑大品牌。

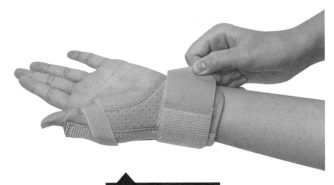

媽媽手護腕

媽媽手 懶人包

A. 高危險群	1. 工作中常需要用到拇指出力，有許多手指抓握、撕、捏動作者。 　EX：用釘書機、拿碗盤、包裝、蓋章。 2. 新手媽媽們。 3. 手機遊戲狂熱者。
B. 成因	拇指頻繁的使用，或是負荷的重量太大，使得肌腱與腱鞘之間因為過度的摩擦而損傷發炎。
C. 篩檢方法	1. 拇指伸展測試 2. 拇指上抬測試
D. 疼痛與症狀	1. 就連休息時也會明顯感覺到拇指背側根部的脹痛。 2. 抓握取物時，會覺得拇指疼痛使不上力。 3. 晚上快睡著時，拇指根部的疼痛將會更明顯。 4. 反覆使用拇指時才會誘發出拇指的痠痛或刺痛感。 5. 拇指根部背側發現明顯壓痛點。 6. 拇指卡卡的，不像健康的那側一樣靈活。
E. 急性期自救	1. 冰敷與休息。 2. 止痛藥物備而不用。
F. 慢性期自救	1. 徒手物理治療、健保超音波去沾黏。 2. 肌腱伸展運動。 3. 媽媽手簡單按摩。

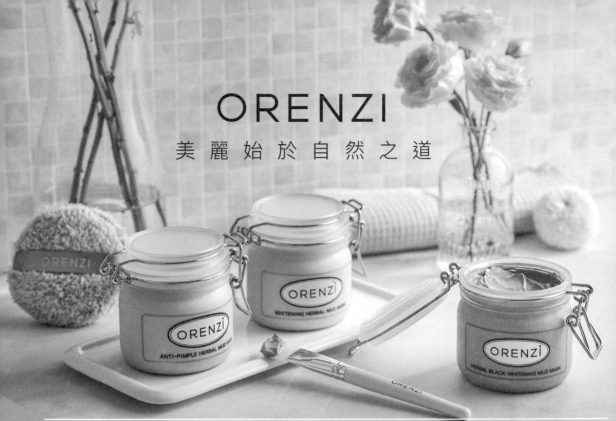
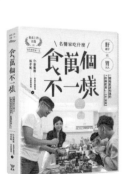

Dr.張振榕 胃腸肝膽權威 著
林莘妮 快廚醫師娘

餐桌上的
良醫
01
保肝護胃第一名

超勢

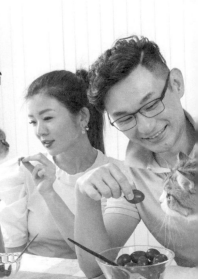

\ 醫師幫幫我！ /

「Dr. 張的行動診間」
名醫教你這樣吃、這樣養、這樣治
日後結果不一樣！

肝
殿下 vs. 胃
大人

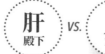

全省各大書店、網路書店
口碑上市！

SunGuts 姿勢調整聖經 01 上肢篇

你的姿勢很有事

生活中最要命的小姿勢，
害你的骨頭、肌肉、神經天天在自殘，
全身都是又痠又痛又麻的怪病，人生大走鐘！

作　　者／三個字 SunGuts	
總　　監／馮淑婉	
主　　編／熊愛玲	

示　　範／Han
攝　　影／黃天仁攝影工作室 Jerry
封面設計／Rone
內頁版型原創／雨衛
內頁設計／無私設計　洪偉傑

編輯協力／Selena、熊愛玲、陳安儀
出版發行／趨勢文化出版有限公司
　　　　　台北市大安區安和路二段 7 號 8 樓之一
　　　　　電話　（02）8521-6900
　　　　　傳真　（02）8521-1311
　　　　　讀者服務電話　8522-5822#66

二版一刷日期／ 2022 年 12 月 29 日
法律顧問／永然聯合法律事務所
ＩＳＢＮ／ 978-986-95269-4-4
本書定價／ 330 元
Printed in Taiwan
WZA8029
時報代理

國家圖書館出版品預行編目 (CIP) 資料

你的姿勢很有事：生活中最要命的小姿勢，害你
的骨頭、肌肉、神經天天在自殘，全身都是又痠
又痛又麻的怪病，人生大走鐘!/三個字 SunGuts
著 . -- 二版 . -- 臺北市：趨勢文化出版有限公司，
2022.12
　　面；　　公分 . -- (Sun Guts 姿勢調整聖經；1.
上肢篇)
ISBN 978-986-95269-4-4(平裝)

1.CST: 物理治療 2.CST: 姿勢

418.93　　　　　　　　　　　　　111021390